はじめに

歯《し》身《しん》一《いっ》体《たい》——噛み合わせであなたの人生が決まる

歯も身体《からだ》も変化している

この世の中に、変わらないものは何ひとつとしてありません。

もちろん、私たち生きている人間も、日々変わり続けています。

人間の体は、生まれてから大人になるにつれ成長していきます。そして年をとれば、人間の身体を構成する組織は、細胞レベルで成長とは違った、加齢による変化を日々遂げていきます。

もちろん、歯を含む顎口腔系《がくこうくうけい》も例外ではありません。

天然歯は長年噛み続けることによって、その人だけの自然で、オリジナルな形にすり減ってきます（これを咬耗《こうもう》といいます）。

人工の義歯（入れ歯・被《かぶ》せ物・ブリッジ・インプラント等）の場合、天然歯とは素材や硬さが異なるため、摩耗のスピードも異なりますが、変化していくのは同様です。

歯茎は歯周病になると急激にやせてくるものですが、健康な歯茎の場合でも、加齢によって徐々にやせてくることは止められません。

そして、あごの骨も加齢によって変化していきます。

みなさんに知ってほしいのは、天然歯であれ、人工の義歯であれ「噛み合わせは日々変化している」ということです。身体が求めるベストな噛み合わせも、人生のステージによって変化していくということです。

噛み合わせの歪《ひず》みが痛みや病気を引き起こす

「若い頃は健康だったのに、最近あちこちが痛くなったり、病気になったりする。もう、年だからしかたがない」

こんなことを感じている人も多いと思います。

しかし、身体の痛みや不調、病気は、噛み合わせの歪みによって起こっているのかもしれません。

噛み合わせの歪みがまったく蓄積せず、自然に天然歯の咬耗が進む場合は問題がありません。できることなら、一生、健康な天然歯を保ちながら天寿を全うすることが理想です。

しかし、多くの人は生きているうちに、虫歯や歯周病になってしまうのです。

そこで詰め物や被せ物、矯正などの歯科治療を行ったり、歯を失った場合は入れ歯やブリッジ、インプラントのような補綴治療を行ったりするでしょう。それらの治療が原因で、噛み合わせの歪みが生じることが多いのです。身体に歪みが蓄積していくと、やがて病に発展することになります。

まさに、病は口からやってくるといってもよいでしょう。

歯科への間違った認識がはびこっている!

そもそも、よい噛み合わせというのは、そのとき、その人の身体が求める噛み合わせということです。画一的・絶対的なものではありません。

見た目がきれいにそろっているから、という問題ではないのです。

本書でくわしく紹介しますが、身体のバランスをとっているあごの上下・左右3次元的な回転運動がバランスよく行われることが、よい噛み合わせです。

そして、患者さんのそのときの身体が求めるベストな噛み合わせを決定し、実現・調整していくのが私たちの仕事です。いい換えれば、噛み合わせによる歪みが蓄積せず、健康な人生を送るために、顎口腔系から身体全体を含めた維持・メンテナンスをしていくのが私たちの使命です。

ところが世間では、

「歯は命に直結しないから、早く、安く、問題が起こらない程度に治療する」

「定期検診は虫歯や歯周病のチェックのみで噛み合わせは重要視しない」

という考え方が定着しています。

知らないだけなのかもしれませんが、歯科医療従事者側でも、そのような考えを持っているという現状があります。

患者さん側にも、

「歯医者に行くのは虫歯や歯周病の検診・治療のためだけ」

「高価なインプラントや矯正は最先端で最高の治療である」

という考え方が蔓延しています。

この問題の根底には、国の健康保険制度や医療費の問題、歯科関連企業の都合、誤った歯科専門教育、歯科医師会や技工士会などのしがらみなど、実にさまざまな問題が横たわっているのです。

本書は誰も公言しないであろう、そのようなタブーにあえて触れています。

そして、歯科医療の新たな選択肢として、ＭＴコネクター®という手段について紹介しています。

「生きる」ことは「噛む」こと

私たちは「生きる」ことは「噛む」ことである、という考えを大切にしています。

生きていくためには食べ物を食べなければなりませんが、歯は食べるためだけにあるものではありません。歯の噛み合わせは、全身の健康状態につながっているのですから、まさに「噛む」ことはみなさんの健康や人生そのものなのです。

私たちは、義歯（入れ歯）をつくるときも、治療をするときも、全身の手術をするような気持ちで、一本一本真剣勝負で取り組んでいます。

なぜなら、噛み合わせがその人の健康状態に直結することがわかっているからです。ほんの少しの噛み合わせの歪みによって、患者さんの体調が変わってしまうことを知っているからです。

「歯身一体」――噛み合わせと身体は一体である。

このことをひとりでも多くの人に知っていただき、本書がみなさんの健康な生活を送る一助となれば幸いです。

歯科技工士　入れ歯職人　宮野たかよし
歯科医師　歯科技工士　宮野敬士

目次

第1章 「噛み合わせ」であなたの身体が変わっていく

第2章　歯を失ったら……どうすればいい？

第3章　歯医者が言わない歯医者の話

第4章 一生おいしく、楽しく暮らすために
～生体共鳴義歯、MTコネクター～

第1章

「噛み合わせ」で あなたの身体が変わっていく

患者さんの話を聞くだけで、噛み合わせがわかる

ある日、首にコルセットを巻いた患者さんがいらっしゃいました。

いったいどうしたのかと事情を聞いてみると、車に乗っていたときに後ろからぶつけられて、むち打ち症になったそうです。

いつものように、その患者さんの入れ歯の噛み合わせを調整すると「あれ？　首が動くようになりました。これってマジックですか？」というのです。入れ歯の調整をしただけで、首の痛みもとれて、回らなかった首が回るようになったそうです。そしてその患者さんは、コルセットなしで帰られました。

その患者さんは、事故の衝撃で噛み合わせが変わってしまったのです。私たちはそれを調整してあげただけです。後ろからぶつかられたら噛み合わせはこう変わるだろう、前からぶつかられたらこう変わるだろうということがわかっていますから、事故の影響を考えて調整したのです。

体のどこが痛いのか、調子の悪いところはないかなど、患者さんの体調をくわしく

お聞きすると、口の中や入れ歯の具合を見ることなく、だいたいどこの噛み合わせが悪くなっているかが想像できます。そしてその想像は、どんぴしゃりと当たっているのです。

ですから、多くの人が悩んでいる肩こりや腰痛、膝関節の痛みなども、噛み合わせを調整することで、体の歪みがなくなって、瞬時に改善してしまうことがあるのです。

また、自覚はなかったけれど、噛み合わせを調整すると以前よりも体調がよくなったため、「ああ、以前は噛み合わせが悪かったんだ」ということに気づく患者さんもいます。

あとでくわしく説明しますが、噛み合わせと身体の各部位の機能には深い関わりがあります。噛み合わせを見れば、現在の身体の状態が瞬時にわかるほどです。それほど、噛み合わせと身体はダイレクトにつながっているということです。

歯を見れば身体がわかる。
身体を見れば歯がわかる。

というわけです。

ですから、歯科というのは、患者さんの身体の病気を治すことも、逆に病気にさせることもできるのです。

歯科治療を受けたあと、身体の具合が悪くなる人はたくさんいます。患者さんの歯に関わる人間は、噛み合わせと身体の相関関係を知れば知るほど、慎重にならざるをえません。

患者さんから「そういえば前回の治療後にちょっと体調が悪くなったんです」なんていわれたら、心配で夜も眠れなくなるほどです。そういった場合は、カルテを見て噛み合わせの問題点を再度よく調べるようにしています。

しかし、噛み合わせと体の相関関係について知識のない歯医者さんであれば、治療後の身体の変化について何とも思わないかもしれません。これまでの歯科医療の常識にはない考え方なのでしかたのないことだと思います。

本章では、噛み合わせと健康の相関関係と本当に正しい噛み合わせについて、お話ししていきます。

病気になる人・ならない人の違い

同じような食事をし、同じように運動をしていても、健康な人と病気になる人がいます。なぜでしょうか。

「養生」という言葉があります。養生とは、みなさんが「本来の健康な生活を送り続けられるよう、あるべき状態にする」という意味です。つまり、みなさんの健康は日々の養生ができているかどうかにかかっています。

この養生には、どんなことが必要でしょうか。一般的には、「運動と食事」などといわれていると思います。

しかし実際には、養生に大切なことは次のような割合です。

食事：70％
心：20％
運動：10％

運動は、たった10%でしかありません。運動といっても、日常生活の中でこまめに動いたり、掃除をしたりする程度で十分です。わざわざジョギングや山登りをはじめる必要はないのです。

養生に最も大切なのは、やはり食事なのです。食品添加物を避ける、動物性のタンパク質を控える、ミネラルを多くとる（栄養バランスに気をつける）といったことが基本です。

そのうえで、食べ物をしっかり噛み、体に取り入れるためには、噛み合わせが非常に重要です。逆にいえば、いくら栄養バランスのいい完璧な食事を準備しても、よい

図1　咬合と養生の関係

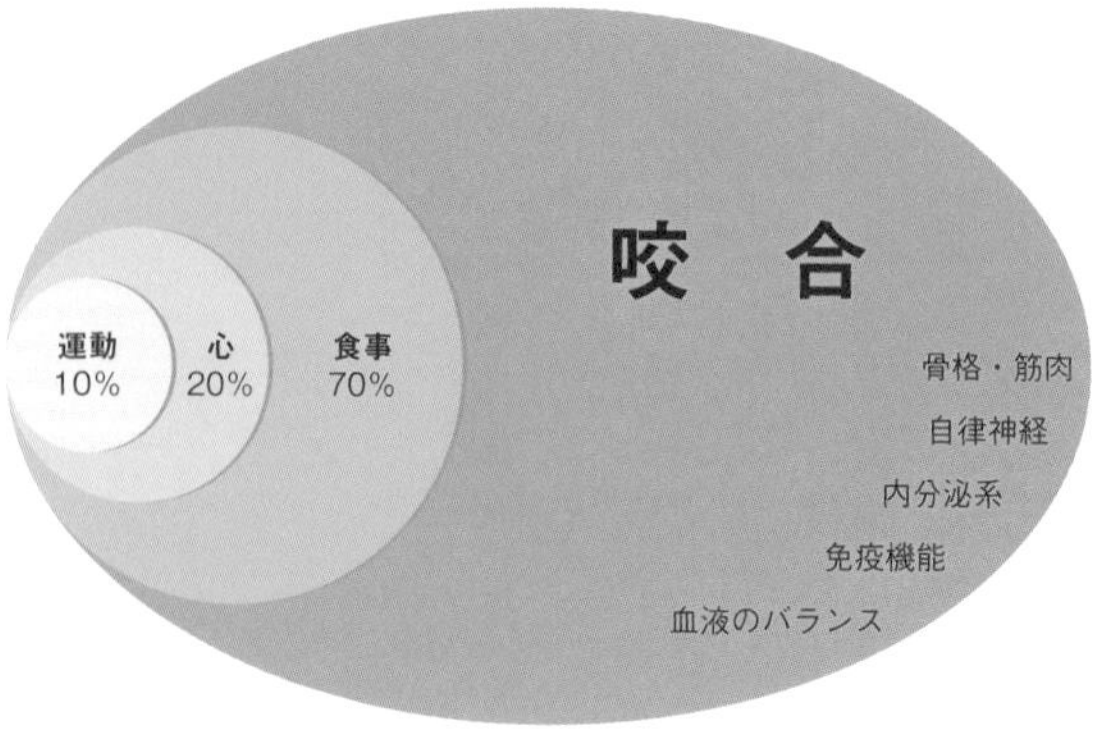

噛み合わせでしっかり噛めていなければ、意味がありません。

また、噛み合わせがよくないと、身体に歪みが出て、不調や病気の原因になります。

当然、普段の運動にも、また心にも影響が出てきます。養生に必要な「食事・心・運動」は、すべて噛み合わせと大きな関わりがあるのです。

噛み合わせが全身の健康に影響している

このように、みなさんの健康を左右する重大な原因のひとつが咬合（噛み合わせ）なのです。

総合病院には歯科があるところとないところがありますが、病気になっても噛み合わせをみてくれることはありません。

側湾症《そくわんしょう》や脊柱管狭窄症《せきちゅうかんきょうさくしょう》などの脊椎疾患になったとしても、整形外科では噛み合わせを疑って口の中をみることはありません。噛み合わせが悪いことによって免疫力の低下が起こったり、自律神経が失調したり、眼圧が上がって緑内障になったりしても、医者は噛み合わせとの相関関係を考えないのです。

噛み合わせは血流・血圧にも関係します。いまや成人の2人に1人が高血圧で、お年寄りは血圧の薬を一生飲み続けることになります。そのほとんどが本態性高血圧といって原因不明なのです。脳の血流が悪くなることで脳梗塞や認知症の原因にもなります。

噛み合わせというのは、筋骨格系、神経系、内分泌系、免疫系など、身体全体のシステムと深い関わりがあります。

私たちが生きていくうえで、大切なのが身体のバランスです。身体中のバランスをとってくれるのが、背骨なのです。噛み合わせがずれると、背骨が歪んで延髄、脊髄に影響を及ぼし、自律神経が乱れ、免疫系が乱れ、全身の不調につながると考えられます。歯（噛み合わせ）からくる歪みが、全身に影響するわけです。病気の8割は直接的あるいは間接的に元をたどれば、歯から生まれるといっても過言ではありません。

しかし、病院には噛み合わせと全身の関係を調べてくれる診療科がありません。歯と病気の関係が重要視されていないため、原因不明ということになってしまうのです。

力学的な歪みから起きる病は、対症療法の医学では治せません。

噛み合わせを正しくすることで、歪みがなくなり体調は改善します。

肩こり・腰痛の原因はあなたの歯だった！

歯の治療をした、入れ歯を変えた、歯が抜けてしまった……など、歯に変化が起こったあとに、肩がこるようになったり、頭痛がするようになったりしたという経験のある人も多いのではないでしょうか。

これは、噛み合わせの変化によるものと考えられます。

整体やカイロプラクティックの治療師によれば、肩こりや腰痛で施術を受ける人の８割は、歯になんらかの原因があるそうです。

たとえば、肩こりです。

私たちは、ものを食べるとき、たいてい片側の歯で噛んでいます。ものを噛んでいるほうを「作業側《そく》」、噛んでいないほうを「平衡側《へいこうそく》」と呼びます。通常は右で噛んだり左で噛んだりと作業側と平衡側が交互に入れ替わるため、ある程度左右のバランスがとれるのです。

しかし、噛み合わせのバランスが悪くなると、自然と片側ばかりで噛むようになります。たとえば右側ばかりで噛んでいると、左側でどうやって噛んだらいいのか、噛み方を忘れてしまうのです。

そうなると、左側で噛もうとしてもうまく噛めません。噛み慣れない左側の歯で噛むことで、左側の肩が緊張して上がっていきます。そこで、左側に肩こりが起こるようになるのです。

さらに、左側の肩が上がることで背骨が曲がってしまい、骨盤の位置が変わります。そして腰痛や膝の痛みなども起こるようになります。

肩こりや腰痛でマッサージや整体に通っている人は多いと思います。マッサージや整体で一時的に気持ちよくなり、痛みが消えたような気がしても、根本的な原因である噛み合わせを治さないことには、なんの解決にもならないのです。

また、片側の歯ばかりで噛むことで、咀嚼《そしゃく》筋が作業側に引っ張られて口が歪んできて、顔つきが変わってきます。口もとが歪んでいる人は、噛み合わせのバランスが悪く、片側の歯ばかり使っているために体のどこかに歪みがあります。

上4番は目、6番と7番は胃腸と関係している

噛み合わせに問題があると、身体の痛みや不調、さまざまな病気があらわれます。

実際に、歯が欠損している人ほど転倒リスクや認知症のリスクが上がるという研究データがあります。これは義歯を入れることである程度解消されることからも、噛み合わせと脳を含む身体機能に関係があることがわかります。

そして、歯は身体の各部位と「同調関係」にあります。

27ページの図2を見てください。

たとえば、上の4番（第1小臼歯）は目です。ここの噛み合わせが悪いと、眼圧が上がり、緑内障の原因になります。6番（第1大臼歯）、7番（第2大臼歯）は胃腸などの消化器と深い関わりがあります。そして、下の5番（第2小臼歯）は心臓、6番（第1大臼歯）は股関節、7番（第2大臼歯）は腰などと同調関係にあります。

ここで紹介したものは、ほんの一部にすぎません。

この噛み合わせと対応する身体の部位というは、非常に微細で複雑なものです。

たとえば胃がんや食道がんなど、消化器系の病気になる人は左の噛み合わせが悪いことが多いですし、肩こりひとつとっても、噛み合わせの違いによって、肩甲骨の上あたりだったり、首筋だったりと、ピンポイントで痛みの出る部位が変わってきます。

私たちのクリニックでは、初診の際の問診票に、歯の状態（欠損や治療痕、ブリッジ・入れ歯の有無など）、痛みや病気のある部位、気になる症状、足の組み方（身体の歪み）などをくわしく記入していただきます。そうすると、口の中を見なくても、だいたい噛み合わせの状態がわかります。

近年、整形外科や理学療法の分野では、アナトミー・トレイン（筋筋膜経線）という新しい概念が広まりつつあります。

アナトミー・トレインは、全身の筋肉は身体中に張り巡らされた筋膜でつながっているという考え方です。筋膜を通した情報伝達は、神経よりも早いといわれています。たとえば、腰がとても痛むのにレントゲンを見ても骨にはまったく異常がないという場合、神経や筋膜などに異常があるというわけです。

もちろん、あごや口まわりの筋肉も例外ではありません。私たちが噛むときは筋肉を使ってあごを動かしているのです。

図２ 歯と各部位の同調関係

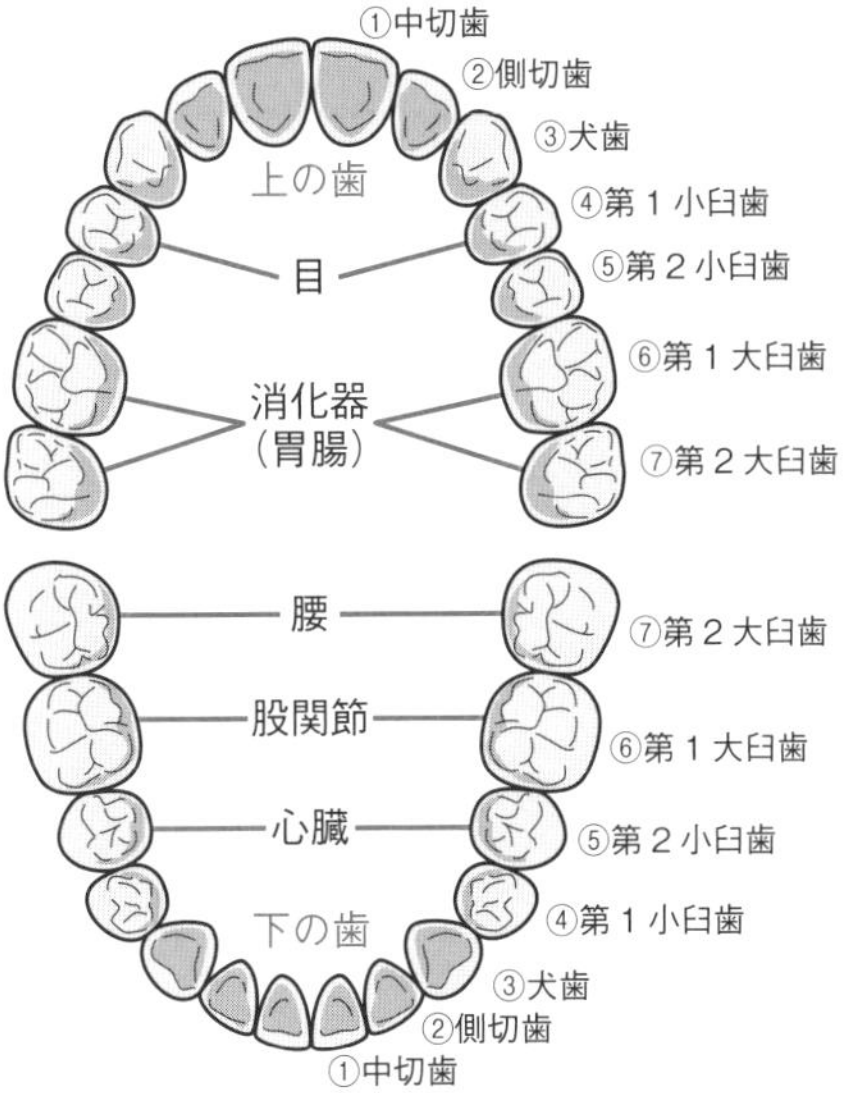

その他、噛み合わせと病気の関係

腰痛	⑦第２大臼歯、前歯		
太ももの痛み	⑥第１大臼歯		
肩甲骨の痛み	下の⑥第１大臼歯、⑦第２大臼歯（痛みのある部位の左右が逆になる）		
肩こり	⑥第１大臼歯の外側、⑦第２大臼歯の外側		
リウマチ、膠原病	⑥第１大臼歯、⑦第２大臼歯		
手のしびれ	⑦第２大臼歯の奥側の噛み合わせ		
不整脈	右側の⑤第２小臼歯		
目の疲れ、眼圧が高い、緑内障	④第１小臼歯	甲状腺	⑦第２大臼歯、ねじれ
つま先の痛み	④第１小臼歯	肝臓、胆のう	③犬歯、④第１小臼歯
膝の痛み	⑦第２大臼歯、③犬歯	泌尿・生殖器系	⑦第２大臼歯
食道がん	全体的な噛み合わせのズレ	耳鳴り	⑤第２小臼歯
胃がん、胃潰瘍、十二指腸	左側の噛み合わせのズレ	骨密度、冷え性	⑦第２大臼歯
高血圧、冠動脈	左側の⑤第２小臼歯	鼻づまり、蓄膿	上顎の②側切歯～②側切歯

そしてその筋肉を包む筋膜は、全身を覆っています。ですから、噛み合わせが変わることで筋膜を通して情報伝達が起こり、瞬時に体調が変わるというのも、うなずけるのです。

アナトミー・トレインは、東洋医学の経絡と非常に似通っていることもわかっています。経絡はエネルギーなどの通り道で、身体中に張り巡らされています。みなさんもご存じのツボ（経穴）は、経絡の要所に位置しています。

歯並びがいい＝噛み合わせがいい、ではない

では「正しい噛み合わせ」とは、どういうことをいうのでしょうか。

一般的に正しい噛み合わせというと「上下の歯がカチカチと噛み合って、見た目にもきれいな歯並びをしている」というイメージがあります。

しかしこれは、間違いです。

正しい噛み合わせにはいくつかの条件がありますが、その良し悪しは、歯並びなどの見た目ではわかりません。

叢生《そうせい》（ガタガタの歯並び、乱杭歯や八重歯）や不正咬合（受け口、出っ歯）であっても、噛み合わせにはさほど問題がないという場合もあります。もちろん、天然歯ではない義歯（入れ歯）でも、正しい噛み合わせを維持することは可能です。

もちろん、歯並びがよいほうが正しい噛み合わせである確率は高いのですが、芸能人のようにきれいに揃った歯並びの人でも、噛み合わせがいいとはかぎらないのです。たとえば、歯並びをよくするために歯列矯正を行なって、逆に噛み合わせ（あごの位置）がずれてしまい、体調に問題が出てくるということもあるのです。

ほんの少しの歯並びのズレを気にされて歯列矯正を希望する人もいますが、生まれ持った身体が成長していく過程で現在の歯並びになったのですから、それはそれで美しい、チャームポイントなんですよと説明することもあります。

人間が成長する段階で、食べ物をよく噛み、十分な運動をしながら育っていけば、自然と正しい噛み合わせができあがり、維持されるようになっています。

しかし、長年の生活習慣や歯科治療などによって、噛み合わせのバランスがおかしくなっていくことがあるのです（歯科治療によって噛み合わせが悪くなることは、60ページで説明します）。

噛み合わせは姿勢によって変わる

ここからは、正しい噛み合わせについて具体的に説明していきましょう。

みなさんは、日々おしゃべりしたり、食事をしたりするときに、無意識に口を動かしています。

口を動かすということは、主に下顎を動かすことになります。この下顎と頭蓋骨を連結させているのが、顎関節《がくかんせつ》と呼ばれる関節です。顎関節は、みなさんの耳の穴の少し手前のあたりに位置しています。

では、この顎関節というのは、どんな仕組みになっているのでしょうか。

このことを説明する前に、みなさんに試してほしいことがあります。いますぐ、どこでもできるので、ぜひ次のことをやってみてください。

①まっすぐ正面を向いて、歯を噛み合わせてみましょう。

②頭を下に向けて、歯を噛み合わせてみましょう。

③頭を上に向けて、歯を噛み合わせてみましょう。

いかがでしたか？

①②③では、歯の当たり方が違っていたのではないでしょうか。

①で正面を向いていたときとくらべると、②で下を向くと前歯が強く当たり、③で上を向くと奥歯が強く当たるようになったのではないでしょうか。

このように、頭を上下に傾けるだけで重力の影響を受け、あごの位置が変わり、噛み合わせが変わってしまうのです。

同じように、右を向けば下顎は相対的に左に回転し、左を向けば相対的に右に回転します。

首からの上の動作だけでなく、身体全体のねじれ（回旋《かいせん》）や重心の移動についても、あごがバランサーの役割をし、噛み合わせが変化します。

このように、あごの位置（噛み合わせ）は、ちょっとした体勢の変化によって影響を受けるのです。

通常、歯科医院で噛み合わせのチェックをするときは、診察用のチェアで上半身を倒して、仰向けの状態で行いますよね。でも、みなさんはあの体勢で食事をするわけではありません。ですから、本来は体を起こして、正しい姿勢で噛み合わせをチェックするべきなのです。

私たち人間は、少し椅子にもたれただけで、あごが少し前に出ます。ですから、仰向けの状態での噛み合わせは、ふだん食事をするときの噛み合わせとはまったく違うものになっているのです。

実際の歯科治療は患者さんに仰向けになってもらわないと物理的に難しいのですが、最終的な噛み合わせの確認は、座って正面を向いた状態で行うべきです。

下顎はぶらさがっているだけ！

このように、噛み合わせというのは、ちょっとした下顎の動きで変わってしまうものです。

実は、顎関節はがっちりとジョイントされた関節というわけではありません。筋肉や靭帯によってぶら下がっているだけの状態なのです。

関節と聞くと、蝶番のようにしっかりとはまっているようなイメージを持ちますが、下顎はぶら下がっているだけなのです。だから下顎は自由自在によく動き、私たちは言葉を話したり、食べ物を咀嚼したりできるというわけです。

下顎がぶら下がっていることからもわかるように、私たちの噛み合わせは常に変化しています。

趣味や仕事などの習慣によっても噛み合わせは変わりますし、加齢によって筋肉が弱ってきたり、関節部分がすり減ったりすることも、変化の要因になります。

図３　下顎と顎関節

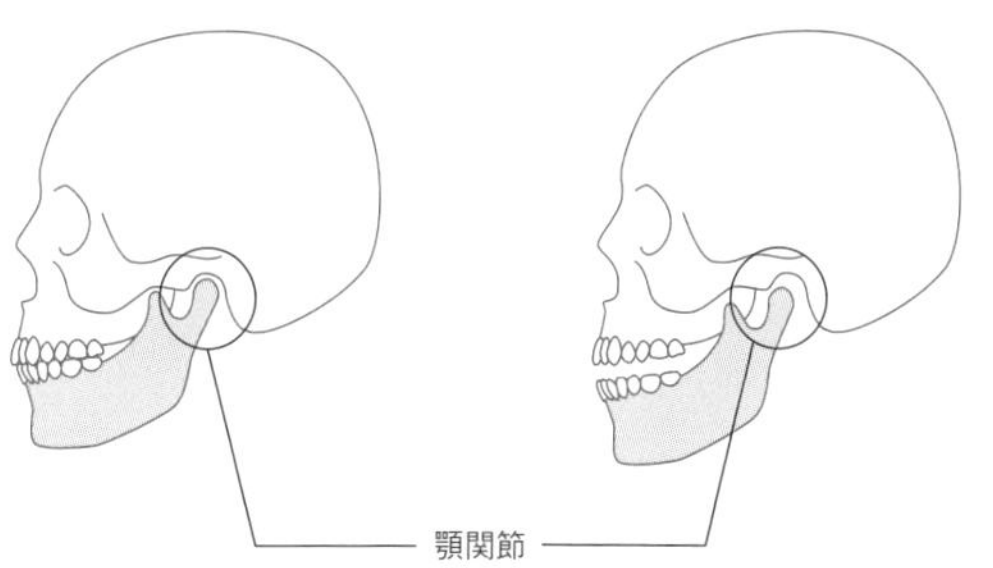

大切なのは、意外なあの骨だった！

先ほど、下顎は顎関節にぶら下がっているだけで、姿勢を変えるだけでも噛み合わせが変わるという話をしました。

では、この動きの支点となっているのはどこでしょうか。

普通に考えれば「顎関節だろう」となりますよね。でも、違うのです。

下顎の動きの支点になるのは、第2頸椎にある歯突起《しとっき》という部位です。

背骨は頸椎や胸椎、腰椎、仙骨からなり、身体の軸となる重要なものです。

背骨の一部である首の骨は、7つの頸椎で構成されていますが、第2頸椎というのは、上から2番目にあたる骨です。第1頸椎（環椎）と第2頸椎（軸椎）は他の頸椎とは違う形をしていて、第2頸椎には歯突起と呼ばれる突起があります。

図4のように、環状の第1頸椎と、歯突起という軸のある第2頸椎が組み合わさっています。第1頸椎と第2頸椎は環軸《かんじく》関節と呼ばれ、この関節によって、頭を前後左右に動かすことができるのです。

図４　第１頸椎、第２頸椎と歯突起の位置関係、環軸関節

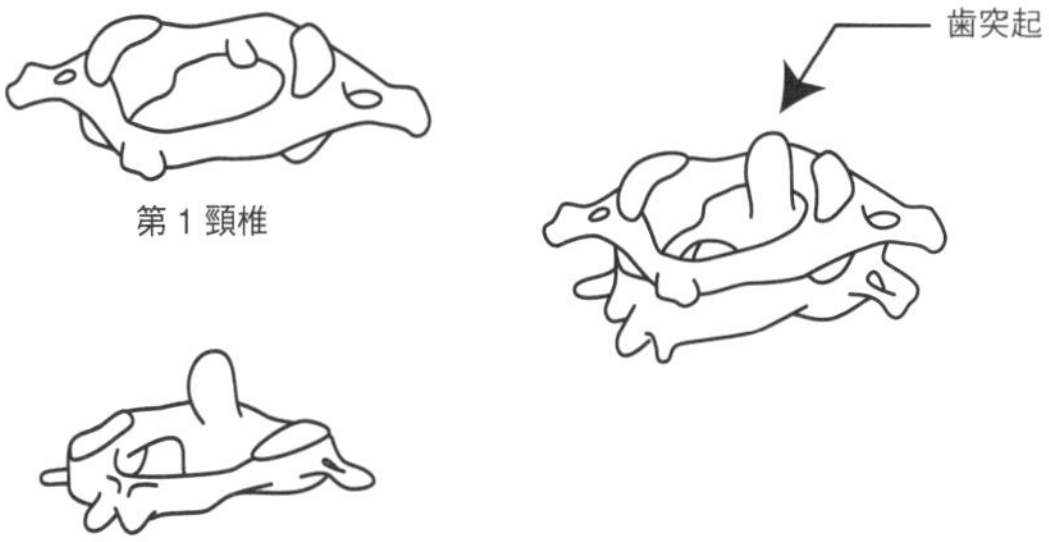

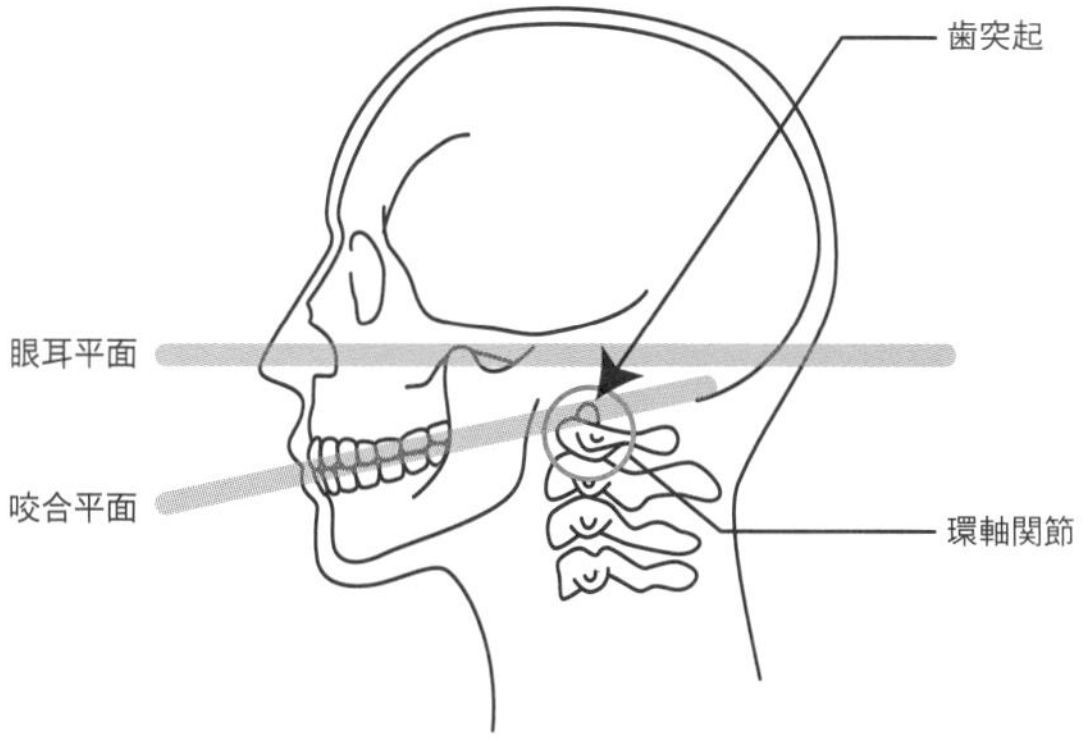

歯突起が、噛み合わせの支点となる

第1頸椎と第2頸椎は、生体において脳幹下部の延髄を包み込んでいます。

頸椎に包まれている延髄は、心臓や循環器、呼吸器、消化器など、私たちの生命を支配する中枢神経が通っており、生命維持に不可欠な機能を担っています。また、この部分には脳に酸素を運ぶ椎骨動脈と内頸動脈もあり、人間の身体の中でも、特に重要な部位なのです。

噛み合わせの支点となるのは、この第2頸椎にある歯突起なのです。

力学的に神経が圧迫されて全身の不調につながる

歯突起のある第2頸椎というのは、喉仏《のどぼとけ》と呼ばれる骨です。

亡くなった人が火葬されると、お骨を骨つぼに納めます。第2頸椎は仏さまが座禅を組んでいるような形に見えるため、骨上げの際は最後に骨つぼに納めるなど、特別な扱いをされています。

ちなみに、男性ののどにある出っ張りも、同じように喉仏と呼ばれますが、こちらは甲状軟骨なので、火葬されると灰になってしまいます。

正しい噛み合わせの支点となるのも、この第2頸椎にある歯突起です。

上下の歯が噛み合う面を咬合平面といいますが、この噛み合わせによって生まれる咬合平面の延長線上に、この歯突起が位置していることがとても重要です。

しかし、歯の欠損や合わない入れ歯など、さまざまな原因によってこの咬合平面が維持されなくなると、咬合面の延長線上に歯突起が位置しなくなります。そうすると頸椎が歪み、その歪みは脊椎全体に波及します。その結果、延髄、脊髄、そして末梢神経の神経根を圧迫します。

中枢神経、末梢神経が圧迫されると、自律神経の交感神経（活性化）と副交感神経（沈静化）のバランスが変化します。自律神経は全身の臓器、器官を支配していますから、自律神経の変調はさまざまな不定愁訴を引き起こします。

また、咬合平面の左右バランスが崩れてくると、首が左右どちらかに傾いていきます。首の傾きによって全身のバランスが悪くなり、姿勢の悪さや肩、首、腰、股関節、ひざなど、あちこちの痛みなどを引き起こすと考えられます。

正しい噛み合わせを維持するためには、咬合平面の延長線上に歯突起があることがとても大切です。身体の求める位置にあごがあることが重要であり、そのあごの位置を保つために歯があるのです。

フランスの整形外科医アダルベール・カパンジーの世界的名著『機能解剖学 脊椎・体幹・頭部』には、次のように書かれています。

「(脊柱の湾曲は)ヒトがボール紙を歯で噛み合わせるときに明らかになる咀嚼の平面(咬合平面)、あるいは視線の平面(眼耳平面＝目と耳を結ぶ線)などから構成されている」

これは、咬合平面と眼耳平面で背筋が決まるということを指摘していると考えられます。

咬合器では正しい噛み合わせはわからない

歯科技工士が義歯をつくる際は、咬合器という器具を使います。これは顎関節を支点とする蝶番運動で考えられているものです。

しかし、顎関節を支点にして咬合を考えると、正しい噛み合わせにはなりません。歯突起のことを考慮した咬合器は、まだ開発されていないのです。

一般的な義歯や被せ物(クラウン)は、この顎関節を支点にする咬合器によってつくられています。そのため、どうしても身体に合わない歯となり、噛み合わせがうまくいかなくなるケースが多いのです。

現行の咬合器の問題点は、上顎を固定したときの下顎の動きしか見ていないことにあります。顎関節を中心に、下顎が前下方に動くのを再現しています。

ところが上顎は、実は先に述べた環軸関節を中心に動くのです。ここにいままでの歯科の大きな見落としがあります。もしかしたら、医科から歯科を分断し、医師と歯科医師を完全に分けて考えるために、気づいてもあえて無視しているのかもしれません。この事実が公になり周知のこととなると、歯科は医科の一分野であると認めざるをえないからです。

動く上顎を固定して相対的に下顎の動きを見ると、前下方に動くだけではなく、もっと複雑に動くことがわかります。前ではなく後ろに動くこともありえるわけです。このことは、噛んだ証であるファセット（44ページ参照）を見れば、明らかです。

正しく噛み合うってどういうこと？

前述したように、正しい噛み合わせには、第２頸椎にある歯突起が咬合平面の延長線上に位置していることが大前提です。まずは、あごが正しい位置にあることが重要です。

実際に噛み合わせるときにも大切な条件があります。

そもそも噛み合わせるということはどういうことか、考えてみましょう。

ふだんは無意識に行なっているため気づきにくいのですが、みなさんが食べ物を噛むとき、下顎は非常に巧みな動きをしています。上下に動かして食べ物を砕くだけでなく、適度に横にスライドしながらすりつぶすという動きも行っているのです。

ですから、上下の動きのみでカチカチと合わせるような噛み合わせでは、横方向への動きが考えられていません。噛み合わせを上下の運動だけで考えると、やはり身体に歪みが生まれてしまうのです。

実際に噛み合わせるときの重要なポイントは、次の３つです。

①噛み合わせの高さ
②中心咬合位（上下の歯が噛み合う位置関係）
③偏心咬合位（下顎が側方運動したときの位置関係）

まずは、①噛み合わせの高さです。

これは高すぎても、低すぎてもよくありません。虫歯治療や合わない入れ歯などによって一部の歯が高くなってしまうと、その部分が強く当たるようになって噛み合わせに歪みが出てきます。

ただ、明らかに高いときは違和感を覚えやすいのですが、低いぶんにはあまり気になりません。そのため、治療での削りすぎや、加齢や歯ぎしりなどによって歯がすり減ることで、気づかないうちに噛み合わせがだんだん低くなってしまっているケースが多いのです。

②の中心咬合位とは、上下に噛み合う位置関係のことです。

中心咬合位で大事なのは、あごの楽な位置で上下にカチカチ噛めるかどうか、そしてその位置が安定しているかどうかです。

あごの楽な位置というのは、そのときの身体が求める噛み合わせのことで、そのときの神経と筋の調和がとれた位置のことです（神経筋機構の調和）。この位置が形の悪い被せ物や詰め物のせいで、ずれているケースがあります。また、ひどくなると全体がフラットな咬合面で、脳がどこで噛んだらよいのかわからなくなっているケースもあります。

中心咬合位の安定のためには、歯の山と谷が非常に重要です。

後述しますが、咬合面の前方咬合小面（前方咬合曲面）と後方咬合小面（後方咬合曲面）、天然歯では学術的にクロージャーストッパーとイコライザーという方々もいますが、これらがきちんと歯の一本一本に存在するかが問題となります。

難しい用語を出しましたが、要は一本一本の歯の形に山と谷があり、あごの楽な位置でカチカチと上下に動かしたときに、それらが何の抵抗もなく、安定した位置で噛めるかどうかということです。

③の偏心咬合位とは、あごを前後・左右・斜めに動かしたときの位置関係です。

偏心咬合位で大事なのは、身体が求めるようにあごを動かすときに、何の抵抗もなくスムーズに動かすことができ、かつその位置であごのバランスを歯全体でとることができるかどうかです。これには、次項で述べるファセットが重要になってきます。

また、①~③には挙げませんでしたが、咬合面の湾曲も正しい噛み合わせには非常に重要になります。

通常、咬合平面は奥に向かってゆるい上昇カーブを描いています。このゆるやかなカーブがあることで、前後左右に噛んだときに、あごがバランスを保つことができるのです。

カーブの形は本当に人それぞれで、えらの張り具合などの骨格などによっても変わってきます。噛み合わせでは、この湾曲も考えなければなりません。

図5 咬合平面の湾曲

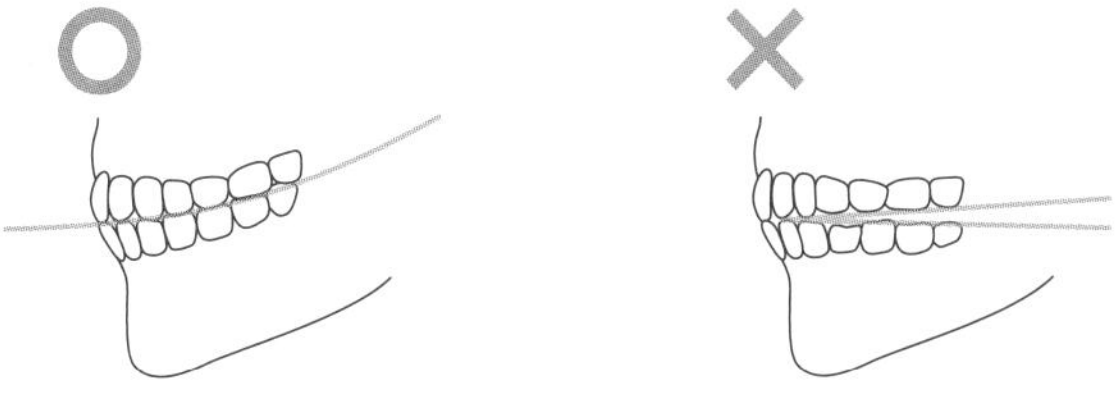

咬合平面が奥に向かって
ゆるい上昇カーブを描く
↓
バランスがとれる

咬合平面がフラットになり
噛み合わせもよくない
↓
バランスがとれない

詰め物や被せ物などの補綴物、ブリッジやインプラントなどによって、このカーブが平らになってしまっていたり、ひどいケースでは奥に向かって下がってしまったり、カーブの向きが逆になったりすることもあります。

たとえば下の歯を失ってずっとそのまま放っておくと、上の歯が伸びてきて、咬合面のカーブが下に向かってしまうこともあります。そして、いざ下の歯を入れようとしても、なかなかうまくいかないことがあります。

このように、噛み合わせにはさまざまな要素があります。単にカチカチと上下の歯を合わせて違和感がないから大丈夫、では済まされないのです。

歯の「ファセット（咬合小面）」は人が生きてきた証

噛み合わせのポイントは前項で紹介した①②③の3つですが、特に③の側方運動であごがどう動くか、その道筋が噛み合わせの面で再現できているかどうかがとても大切です。

この道筋となる噛み合わせの面をファセット（咬合小面）といいます。天然歯であれば自然に咬耗してできた面、人工歯の場合は磨耗してできる面のことです。

あごの動かし方というのは、人それぞれです。

つまり、その人のあごがどのように動くのか、あごの動く方向に上下の歯の咬合面がマッチしていなければなりません。

みなさんの歯が噛み合う面は、真っ平らではありませんよね。

あごの動く方向によって、歯の山と谷があり、溝があり、ファセット（咬合小面）ができているはずなのです。

図６　歯の咬合小面

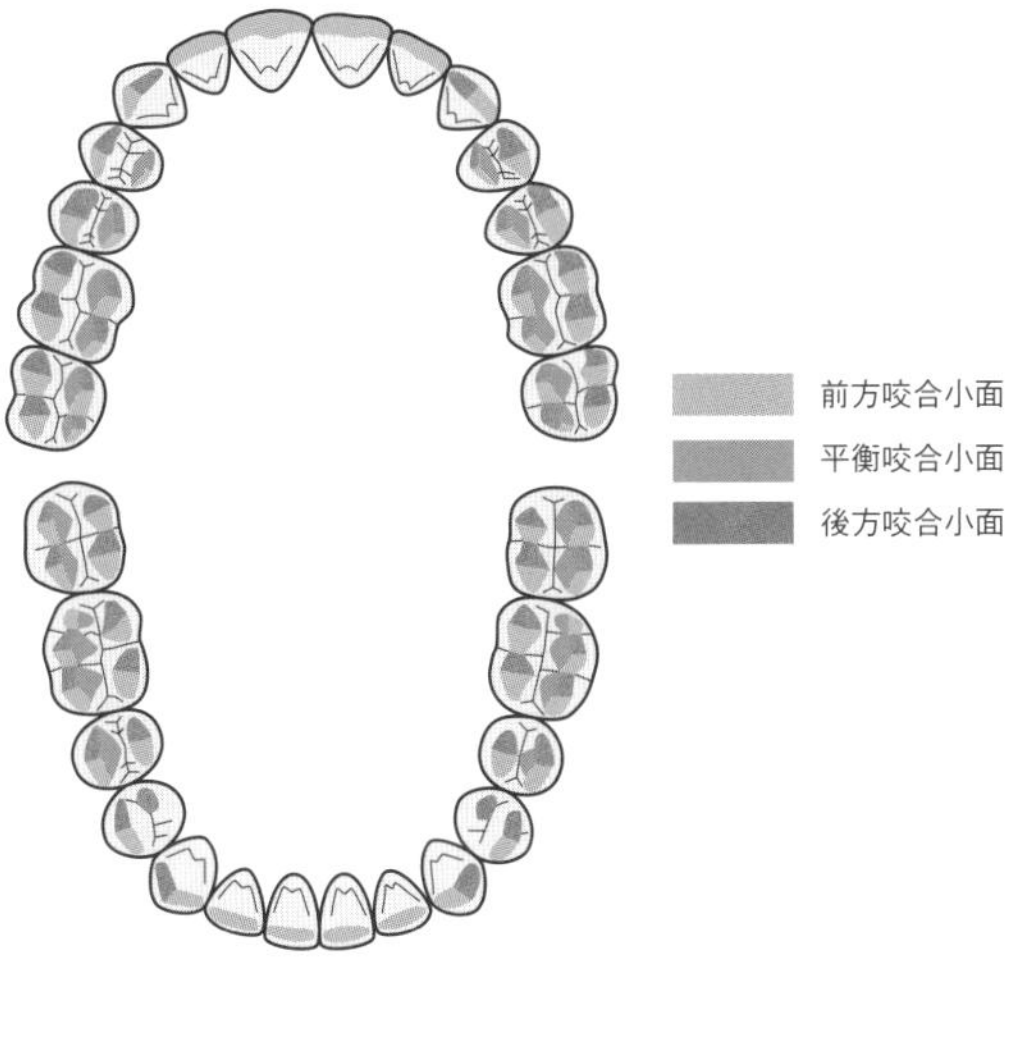

この小面は、人それぞれ違います。

みなさんがどんなものを食べてきたか、どんな生活を送ってきたかによって変わってきます。

立ち仕事だったり、座り仕事だったり、あるいは家事中心だったり、生活の違いで体勢や力の入れ具合が変わり、同時に噛み方も変わってくるわけです。これまで生きてきた証が、咬合面に道筋を刻んでいくのです。

そしてこの小面がスライドする際のガイドの役割を果たしますから、③の側方運動にとって非常に重要なのです。

刻まれた歯の小面は、その人のあごがどう動くかの道筋のようなものです。ですから、その小面が歯の動く方向にきちんと合っていないと、たちまち身体に影響が出てしまいます。

歯医者さんで身体を倒したまま「カチカチギリギリしてください」といわれて、噛み合わせをたしかめることがありますが、これでは③の側方運動がスムーズにできるかどうかがまったくわかりません。口の中を見るだけでは、本当にわからないのです。模型を起こしてみて、スライドがスムーズにいくか、ガタつきが生じていないかを確認するべきです。

このように、歯の高さや上下の噛み合わせはもちろん、横にスライドすることも正しい噛み合わせには重要な条件です。スムーズにスライドするためには、上下の歯が面で均等に当たるような感じが理想です。80歳で20本以上天然歯が残っているような人は、このスライドがうまくできているため、咬合面が均等に、きれいにすり減っています。

もちろん、義歯をつくるときにもこの小面が非常に大切です。

身体が変わることで、歯も日々動き続けている

「年をとるにつれて、なんとなく歯並びが変わってきたような気がする」

こんなことを感じたことはありませんか?

実は歯や歯茎は、日々変化しています。

毎日の食事での咀嚼は、当然歯や歯茎に影響を与えます。

風邪をひいたり、疲労が蓄積して体の抵抗力が下がったりすると、歯茎が腫れるこ

とがあります。加齢によって歯茎がやせることもあります。また、大人になってから生える親知らずが現在の歯を押して、噛み合わせを変えてしまうこともあります。

さらに、就寝中の歯ぎしり癖、スポーツや仕事で食いしばる癖、片側の歯でばかり噛む癖、舌で歯の裏側を押す癖……などがあれば、歯や歯茎はさらに変化しやすくなるでしょう。

このように、1日の中でも歯や歯茎は変化していますし、一本一本の歯も動いています。ふつうに生活を送るだけでも、歯や歯茎、そして噛み合わせは、さまざまな要因によって変化します。顎関節自体も加齢や習慣などによって変形していきます。そのため、歯の角度や咬合面なども、だんだん変わってしまうのです。

身体と同じように、歯や歯茎にも経年変化があるということです。ですから、だんだん歯並びが変わってくるのは当然のことといえるでしょう。

患者さんから「若い頃はここに歯があった。昔のような噛み合わせに戻してほしい」といわれることがありますが、無理やり昔の噛み合わせに戻せば、歪みによって身体に問題が出てしまうのです。

ここで大切な考え方は、現在の身体に合わせた噛み合わせに調整するのが最良の選択だということです。

加齢にともなって、歯茎や下顎の骨も変化し、顎関節もすり減り、形が変わってきます。当然噛み合わせも変わり、咀嚼するときには上下の動きよりもすりつぶすような水平の動きが増えてきます。これは経年変化によるもので、ある程度はしかたありません。ですから、そのときそのときの身体に合わせて、噛み合わせを調整することが必要になります。

そもそも、歯や歯茎が動くのは、あなたの現在の身体に合わせようとする自然の変化でもあります。私たちには自然治癒力があるため、現在の身体に合った噛み合わせに自分で調整しようとしているのです。

寝ているときに歯ぎしりをする人がいますが、あれは噛み合わせが悪いために、歯が「なんとかしてくれー」と訴えかけている悲鳴のようなもの。歯ぎしりや食いしばりのある人は、5番（第2小臼歯）や6番（第1大臼歯）の歯がうまく当たっていないことが多く、ここを調整すると治ってしまうことがあります。

ここで問題なのが、歯や歯茎の変化によって噛み合わせが悪くなってしまうことです。残念なことに、若い頃は噛み合わせに問題がなかった人でも、いつのまにか噛み合わせが悪くなってしまうことがあります。

天然歯は生きています。そして、一本一本が独立しています。だからこそ、ある程度噛み合わせが自然に調節されるのです。

ブリッジやインプラント、あるいは詰め物、被せ物など、人工的な治療をした歯というのは、どうしても噛み合わせに影響が出やすくなります。信頼のおける歯科医院で、定期的に噛み合わせのチェックやメンテナンスを受けることが大切です。

噛み合わせの歪みが歯を失う原因に！

歯を失う原因として、思いつくのはなんでしょうか。

一般的には虫歯や歯周病が原因とされています。

では、なぜ虫歯や歯周病になるのでしょうか。

もちろん歯をきちんと磨かないから、甘いものを食べ過ぎるから……といった理由もありますが、噛み合わせの歪みも、重大な原因のひとつです。

噛み合わせの歪みは、歯科治療によって人為的に与えられたものと、身体が悪くなることで自然発生的に生じるものがあります。

噛み合わせに歪みがあると、毎日毎日、歯の一部に強い力が加わり続けます。その結果、その歯にマイクロクラック（微細なヒビ割れ）が生じて、そこから菌が入って虫歯になることがあります。くさび状欠損（歯茎の境目の歯がえぐれるように欠損する）の原因にもなります。

また、咬合性外傷といって、歯が打撲を受けたような状態となり、噛むと痛い、歯が揺れてくるということも起こります。それをそのまま放置すると、垂直性の骨吸収といって、歯を支えるまわりの歯槽骨《しそうこつ》が吸収してくる場合があります。

歯周病ではないのに、一部分だけ歯茎のポケットが深い人の場合、噛み合わせが原因かもしれません。ひどい場合、歯の破折や歯根の先が膿んでくることもあるのです。

このように、噛み合わせの歪みがあると歯や歯茎にも負担がかかるため、虫歯や歯周病の進行を助長し、結果として歯の寿命が短くなります。

歯のトラブルは歯磨きや食生活だけでなく、噛み合わせが原因になっていることも多いのです。しっかり歯磨きをしているのに虫歯になりやすいという場合は、噛み合わせの歪みを疑ってみましょう。

これはいわば、全身が歯を使ってＳＯＳを出している状態なのです。顎口腔系の不具合から、全身でいま何が起こっているのかを、私たちは常に考えます。

自分でできる、噛み合わせの簡易チェック

噛み合わせの良し悪しというのは、自分ではなかなかチェックできないかもしれません。噛み合わせがよくないと身体に異常があらわれる場合が多いのですが、ご自身では噛み合わせの影響だとはわからない場合が多いからです。

ここで、簡単なテストをしてみましょう。

目隠しをして、5メートルほどまっすぐ歩いてみてください。

＊つまづいて転んだりしないよう、誰かと一緒に行ってください。

右のほうへ寄ってしまったら右の歯が高い（当たっている）、左のほうへ寄ってしまったら左側の歯が高いと考えられます。

歯科医院で噛み合わせをチェックするときは、咬合紙というものが使われます。「はい、噛んでー」と噛まされるあの薄い紙がそうです。咬合紙はカーボン紙のようなもので、噛んだときに強く当たる部分に印記（色がつく）されます。

通常は厚さ30ミクロン（1000分の30ミリ）の咬合紙が使われることが多いのですが、私たちは8ミクロン（1000分の8ミリ）の咬合紙を使っています。30ミクロンの咬合紙では、微細な噛み合わせの具合がわからず、全体が当たっているように見えてしまうのです。

正しい噛み合わせの調整には、非常に微細な調整が必要なのです。

歯科で正しく噛み合わせを確認する

噛み合わせを確認する方法は、次の3つがあります。

①咬合紙の印記を見る
②咬合面のファセットを見る

③身体の調子をくわしく聞いたり、機械で客観的に身体全体の歪みを調べる

①は、咬合紙を患者さんに噛んでもらい、印記を見て判断する方法です。これが一般的に行われる噛み合わせのチェックです。

②は、咬合面のファセットを目視して判断する方法です。歯が当たることで摩耗した咬合面をファセットといいます。

ファセットは、噛み合わせによって当たり、すり減っていく部分ですから、ピカピカと光っています。過度にファセットがあらわれている部位がないかをチェックするわけです。

ファセットを見れば、噛み合わせのバランスもわかります。全体的にファセットが薄く、きれいにあらわれるのが理想で、一部分だけがピカピカになっている場合は、噛み合わせのバランスが悪いということになります。

ファセットはその人が長年咀嚼を重ねてきた噛み合わせの記録でもあります。これは天然歯にも入れ歯などの人工歯にも認められるもので、銀歯の場合はシャイニングスポットとも呼ばれます。

③は、身体のことを聞いて判断し、調整していく方法です。「肩のこのあたりが凝っている」「股関節の調子が悪い」「最近目が悪くなってきたようだ」……。こういった患者さんの情報や、機械で調べた歪みの情報をインプットしていくと、情報がつながって、噛み合わせが目に浮かぶのです。

実はいちばん不確かなのが、①の仰向けになって咬合紙をカチカチと噛む方法です。私たちはふだんの生活で紙を噛むことはありませんから、食事での咀嚼とは違います。しかも、通常は仰向けの体勢で行われるため、当然噛み合わせも変わってしまうのです。

②咬合面のファセットを見る、③身体の調子をくわしく聞く／調べるという方法のほうが、噛み合わせを正しく判断できます。私たちは①の咬合紙によるチェックのほか、②、③のチェックを重要視しています。

実際、咬合紙の印記とファセットをくらべると、咬合紙ではファセットの部分が正確に印記されていないことが多いのです。

人は「悪い噛み合わせ」に慣れてしまう

噛み合わせのバランスが崩れてくると、どうなるのでしょうか。

私たち人間は、環境に順応する生き物です。

ですから、その悪い噛み合わせにも、だんだん順応します。つまり、慣れてしまうのです。

たとえば虫歯の治療で歯に詰め物を入れて、高さがほんの少し合わず違和感があったとします。この時点で、噛み合わせのバランスは確実に崩れています。

しかし1週間もすれば、私たちはその崩れたバランスに慣れてしまうのです。その頃にはすでに、あごの位置や歯の位置関係は変わってしまっています。バランスが崩れた噛み合わせの歪みに、体が合わせようとするのです。

また、被せ物を交換する場合、現在の被せ物をはずして、すぐに型どりをすることがありますが、これは論外です。はずしたらすぐに仮歯を入れて、仮歯で噛み合わせを維持しておかないと、あっという間に噛み合わせが変化してしまいます。

仮歯を入れずに「次回新しいのが入りますから、1週間後に来てください」となれば、そのたった1週間で、噛み合わせは変化してしまうのです。

仮歯も適当なものではなく、ほぼ最終形に近いものを入れておかないと、1週間で噛み合わせも体調もおかしくなってしまうのですが、当の本人は慣れてしまうので気づかないのです。

その結果、背骨が曲がってくる、首や肩が痛くなる、腰痛がひどくなる……という体調の変化が起こる可能性があります。

身体に目立った変化がなくても、噛み合わせが悪くなれば歯や歯茎に悪影響が出てしまいます。歯の高さが合わず、その歯の一部に負担がかかり続ければ、歯を支える歯槽骨が溶けてしまい、歯が寿命が短くなって抜け落ちることもあります。

よく「入れ歯なんて、慣れればうまく噛めるようになる」という人がいます。それはその人の身体が病気になるリスクを冒して、バランスの悪い噛み合わせに合わせてくれているからなのです。よくない噛み合わせでも、生きていくためになんとか慣れてしまうのです。

噛み合わせと身体は常にイコール

噛み合わせが原因で肩こりや腰痛をはじめ、さまざまな不調や病気があらわれている場合、噛み合わせをよくすることによって症状が改善していきます。

ただし、ここで問題があります。

噛み合わせと身体は、常にイコールの状態にあります。

噛み合わせに問題があれば、当然身体に不調が出てきます。そして噛み合わせを調整することによって、身体のほうも改善していきます。つまり、体が痛みのない元の体に戻ろうとするわけです。この身体が元に戻ろうとする働きをホメオスタシス（恒常性）といいます。

ホメオスタシスによって、元に戻ろうとする体の変化に合わせて、正しい噛み合わせも変わってきます。ですから、また噛み合わせを調整する→体が変化する→噛み合わせを調整する→体が変化する……と、調整を繰り返すことで、噛み合わせと身体の双方が変化していくわけです。

図７ 咬合と身体は常に一体

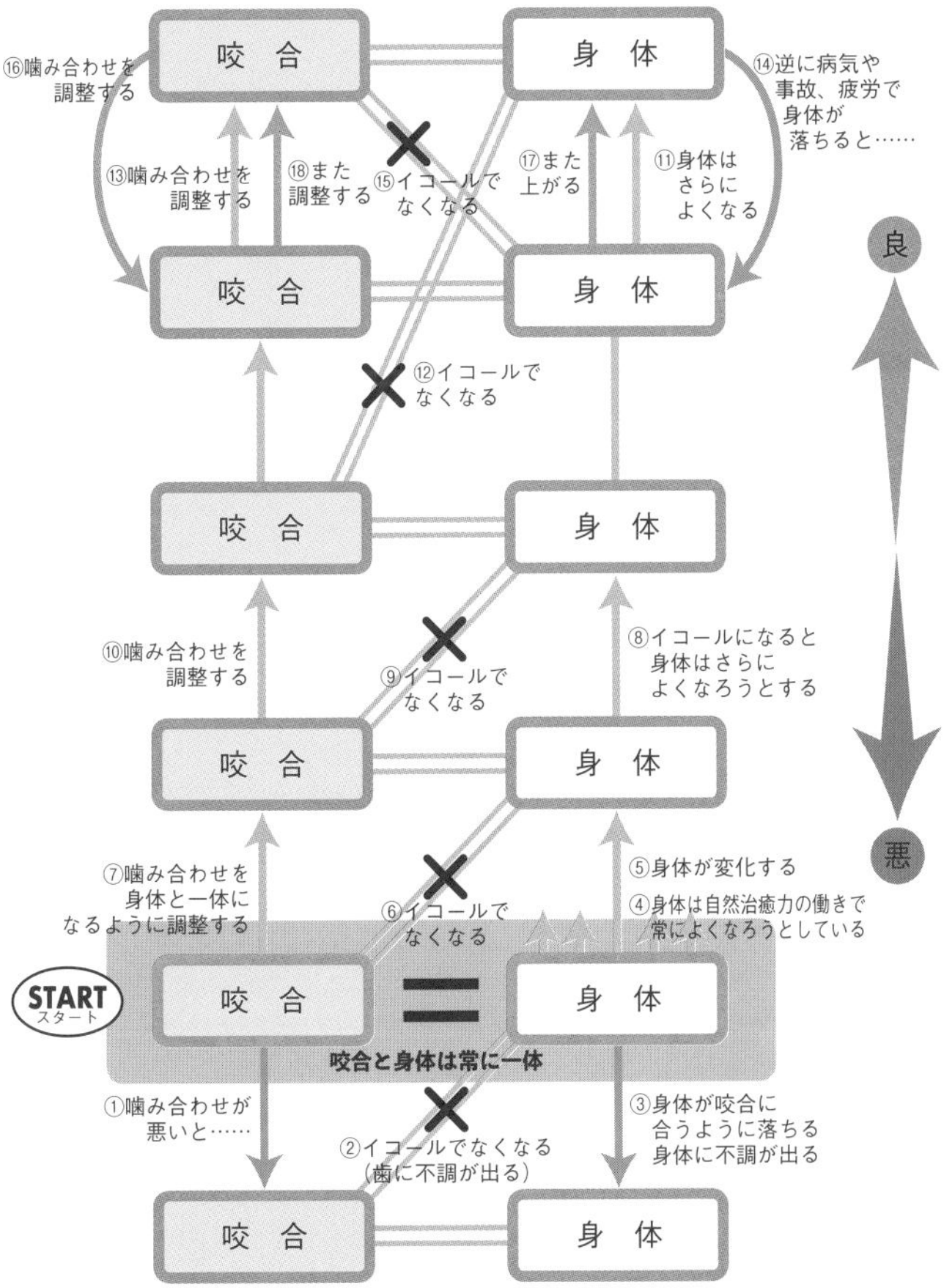
咬合
身体
⑯噛み合わせを調整する
⑭逆に病気や事故、疲労で身体が落ちると……
⑬噛み合わせを調整する
⑱また調整する
⑮イコールでなくなる
⑰また上がる
⑪身体はさらによくなる
良
⑫イコールでなくなる
⑩噛み合わせを調整する
⑨イコールでなくなる
⑧イコールになると身体はさらによくなろうとする
⑦噛み合わせを身体と一体になるように調整する
⑥イコールでなくなる
⑤身体が変化する
④身体は自然治癒力の働きで常によくなろうとしている
悪
START
スタート
咬合と身体は常に一体
①噛み合わせが悪いと……
②イコールでなくなる（歯に不調が出る）
③身体が咬合に合うように落ちる身体に不調が出る

ですから、噛み合わせは一度治したらそれで終わりというわけではありません。噛み合わせと身体は常にリンクしていますから、こまめな微調整が必要なのです。

歯医者に行って噛み合わせが悪くなるケースも

少々お話しにくいことなのですが、歯科治療によって、噛み合わせが崩れていくケースが驚くほど多いという残念な現状があります。

たとえば虫歯の治療では、う蝕（虫歯）の部分を削って被せ物や詰め物などの補綴物で補っていくことになります。問題のある歯科治療では、噛み合わせに合わない詰め物や被せ物の処置がされています。

42ページでお伝えしたように、天然歯の咬合面は山と谷があり、複雑な歯の溝が刻まれ、その人の噛み合わせに合った形状をしている、非常に精巧なものです。歯の高さなどはもちろん、咬合面の山や谷、溝がどうなっているかは、身体と噛み合わせにとってとても大切なのです。

しかし、問題のある歯科治療の場合、被せ物や詰め物の咬合面がフラットになってしまっていたり、噛み合わせに合わない適当な形になっていたりするのです。

残念なことですが、こうした治療をよくお見受けします。

私たちにいわせれば、適当にお団子を詰めたようなものです。そんな治療痕を見るたびに、驚いてしまいます。

フラットな咬合面や適当な形の咬合面では、正しい噛み合わせになるはずがありません。そのため、治療した歯から歪みが生じて身体に影響を及ぼし、噛み合わせが悪くなることで歯

図８　歯の構造には意味がある

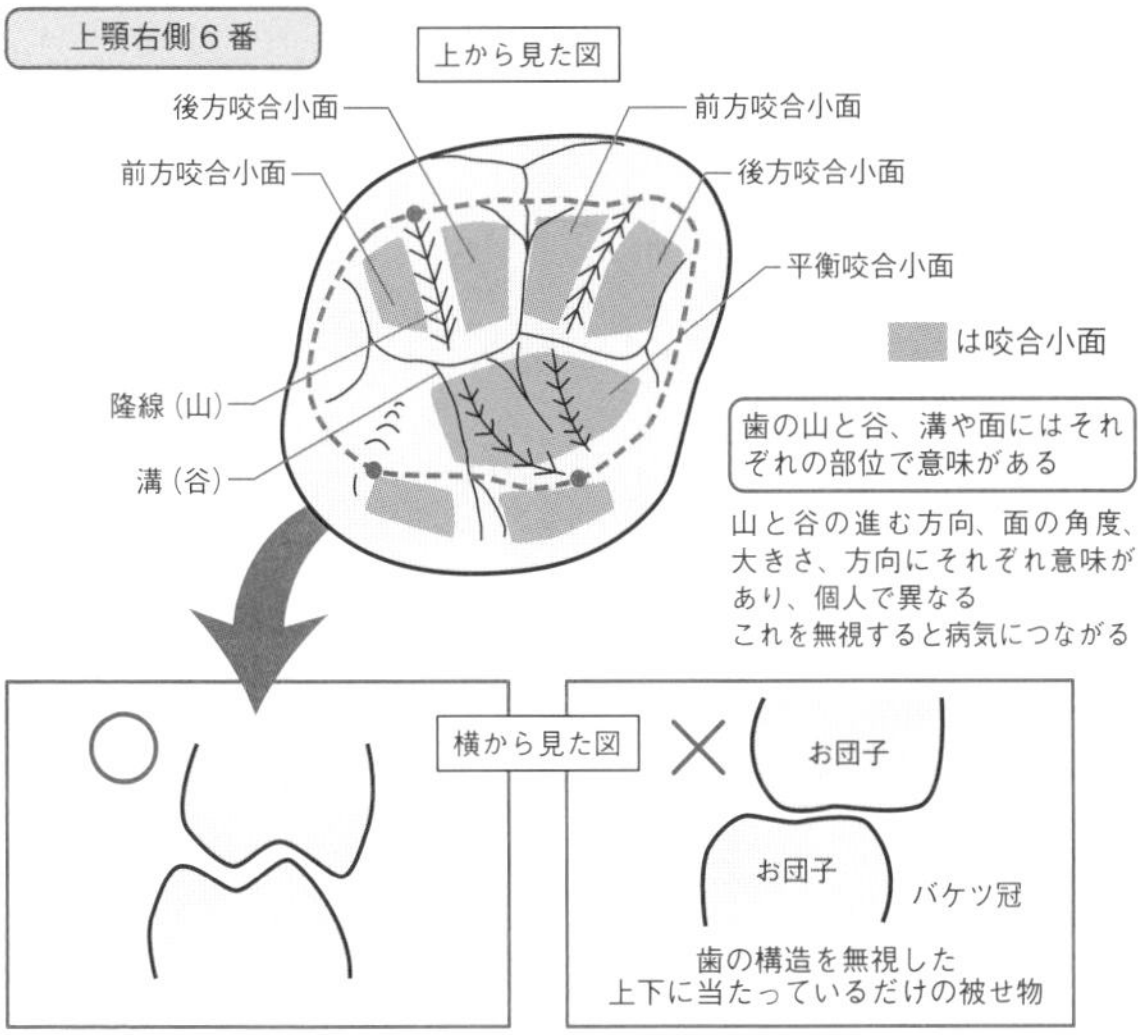

や歯茎に負担がかかるため、口腔内で虫歯や歯周病が進行してしまうのです。

子供の頃からこのような歯科治療を積み重ねていくことで、歯の状態がどんどん悪くなっていきます。

歯の治療は一本一本がとても大切です。歯科技工士が問題のない被せ物をつくったとしても、最終的には歯科医師の手による細かな微調整が必要です。そのうえではめ込むのであれば、あまり問題はありません。

しかし、被せ物などを調整もせずにはめ込み、あとから仰向けのままどんどん削って調整していく。こんなやり方では、うまくいくはずがありません。

削りすぎて低くなった歯は患者さんにとって違和感がありませんから、これでよしということになります。

野球選手やサッカー選手などのアスリートが、歯の治療をしたことで調子が悪くなったり、逆に噛み合わせの調整をすることで調子がよくなったりすることがあります。歯が突然真っ白くなり、急に調子が落ちてしまったアスリートを見ると、「やっぱり……」と思ってしまうのです。

歯科治療は、アスリートのパフォーマンスはもちろん、私たち一般人の普段の生活にも大きな影響を及ぼします。

噛み合わせを変えてしまう治療には、インプラントや歯列矯正などもあります。歯列矯正を成長期に行うのは、私たちも賛成です。しかし、特に大人になってからはじめた場合は、歯並び自体はきれいになりますが、噛み合わせのバランスをきちんと考えずに行うと、身体に大きな影響が出ることもあります（インプラントについては、第2章でも紹介します）。

歯科治療は一本一本、慎重に

歯科治療というのは、数ミクロン単位の微細な調整が必要です。「ちょっと削りますね」とガリガリ削られたり、詰め物や被せ物がほんの少し高いだけでも、噛み合わせに歪みが生じて、バランスが崩れてしまうのです。治療を受けて噛み合わせが悪くなってしまったら、本末転倒です。

歯科医の研修では、指導医に「そんな削り方ではちゃんと粉（歯の削りカス）が出ていない」と怒られることがあります。しかし、粉が出るほど削ってしまったら、噛み合わせは大きく変わってしまいます。

　前述したように、低すぎる噛み合わせは違和感がありませんから、患者さんは気づきません。粉が出ないくらい少しずつ削って、調整していくという慎重さが必要なのです。

　患者さんご自身で歯をカチカチ、モグモグして判断できるようなものではありません。患者さんが「違和感がない」といっても、それがベストだとはいえません。プロの歯科医師、そして歯科技工士が、責任をもって判断すべきものなのです。

　歯が身体に与える影響を知れば知るほど、ほんの少し歯を削る治療でも、慎重に、丁寧にならなければいけません。患者さんの健康を左右するという覚悟で、一本一本が真剣勝負です。

　歯というのは、削ったら削ったぶんだけ、その寿命が短くなると考えてください。ちょっとした虫歯であれば、あえて削らず、きちんと歯を磨いて再石灰化を促すという方法もあります。

　天然の永久歯は、二度と生えてくることはありません。みなさんの価値のある財産なのです。

私（宮野敬士）は、治療部位、削る量、削る方向などを、模型上できちんとシミュレーションしてから行います。歯を削るバーやポイントについても、先端部分は非常に細く、小さいものを使っています。近年ではこのようにミニマルインターベンションといって、削る量を最小限にするといった虫歯治療が主流です。

ですから、歯科治療を受けるときは、全身の外科手術を受けるくらい慎重になっていただきたいのです。

歯医者選びは、みなさんの健康を左右する大問題なのです。

どうか信用のおける歯科医院で、一本一本慎重に、よく考えて行ってください。

かっこいいお年寄りの秘密は「奥歯」にあった！

年をとると、なんとなく背中が丸くなってくる人がいますよね。

同じ年齢でも、背筋のピンとした姿勢のいいお年寄りは、とてもかっこよく見えるものです。

姿勢の良し悪しというのは、歯に関係があるのです。毎日しっかりと噛んでいると、姿勢がよくなっていきます。

特に6番（第1大臼歯）と7番（第2大臼歯）の奥歯の噛み合わせがポイントです。毎日奥歯でしっかり噛むことで、胸が張り、背筋がまっすぐになります。

奥歯でうまく噛むことができず、前歯ばかりで噛んでいると、自然に肩がすぼんで、背中が丸くなってしまいます。

日本人にくらべて、欧米のお年寄りは背筋がピンとしています。これは欧米では子供の頃からの矯正治療や予防歯科への取り組みなど、日本よりもオーラルケアが進んでいるためと思われます。

いま、背中が丸くなり、腰が曲がっている人でも、正しい噛み合わせの入れ歯に変えるなどしてしっかり噛めるようになることで、背筋が自然に伸びて、姿勢がよくなります。奥歯の噛み合わせは、かっこいいお年寄りになるための条件といえるのかもしれません。

職業病かもしれませんが、私たちは人に会うとつい、口もとに注目してしまいます。たとえば、奥歯でうまく咀嚼していない人は唇に縦じわが出やすくなります。前歯でばかり噛んでいるからです。

歯と認知症の深〜い関係

厚生労働省によれば、65歳以上の高齢者の認知症患者数は約４６２万人（２０１２年）、７人に１人の割合です。認知症の前段階である軽度認知障害（ＭＣＩ）の高齢者約４００万人合わせると、65歳以上の４人に１人が認知症とその予備軍ということになります。

東北大学の研究グループが70歳以上の高齢者を調査したところ、個人差はありますが、健康な高齢者は平均14・９本の歯が残っていました。一方認知症の疑いがある人は９・４本でした。

その結果、認知症の予防には残存歯が重要だということがわかったのです。

次のようなデータもあります。

神奈川歯科大学の研究グループの調査によれば、多くの歯を失っても、義歯を使用していれば20歯以上残存歯がある人とさほど認知症の発症率は変わりません。ところが、失った歯をそのままにしていると、認知症のリスクは跳ね上がるのです。

このことから、認知症予防のためには、失った歯をしっかり補うことが大切だということがわかります。

歯周病などによって歯が抜けてしまうと、歯のクッションや脳に情報を送るセンサーの役割を担っていた歯根膜もなくなります。

そこで正しい噛み合わせの入れ歯を使用すれば、口の粘膜が歯根膜の代わりをしてくれるため、脳にさまざまな情報を送ることができるのです。

脳を活性化させるために、ウォーキングなどの運動をしたり、食事に気をつけたりしている人も多いと思

図9　歯数・義歯使用と認知症発症との関係

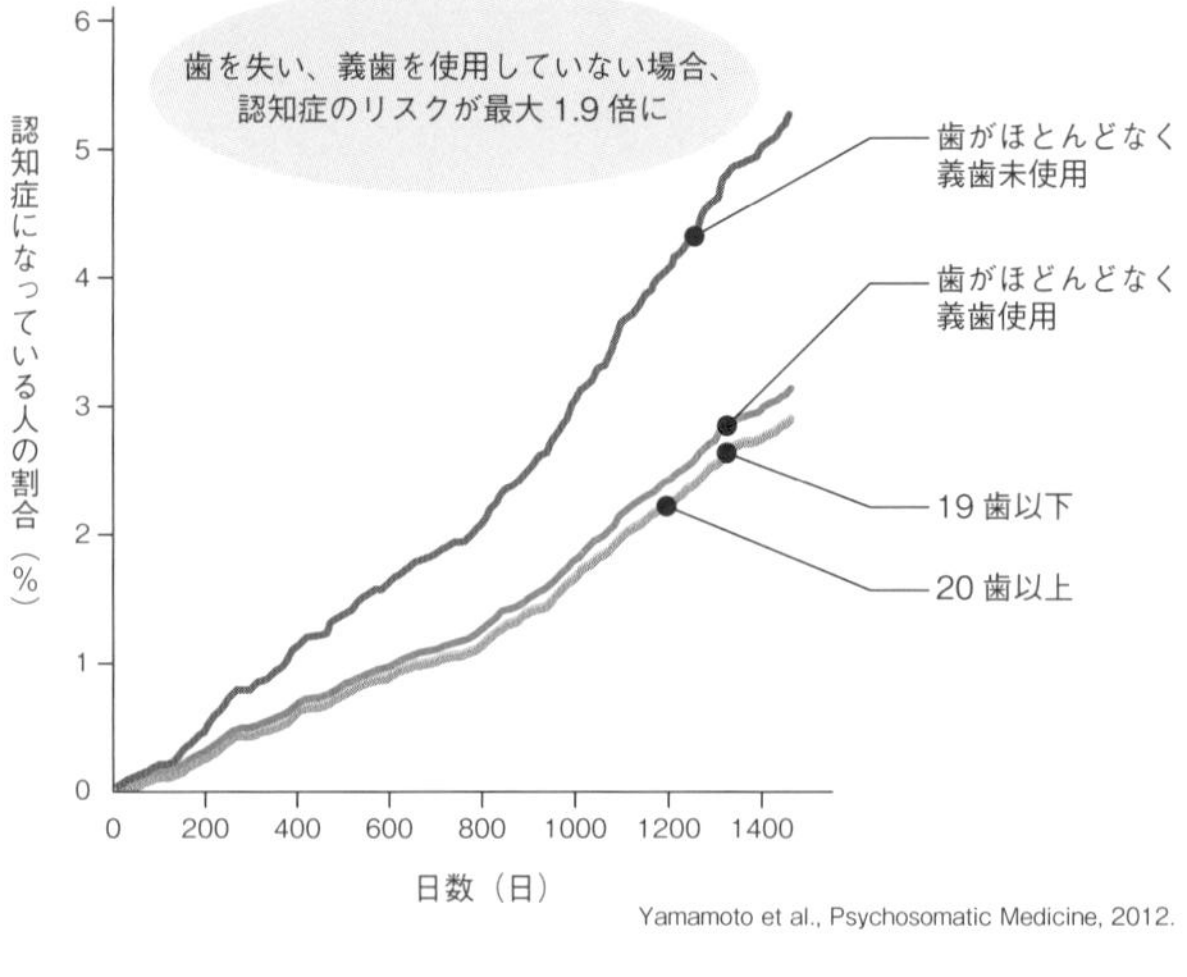

Yamamoto et al., Psychosomatic Medicine, 2012.

います。もちろんこれらも大切なことですが、私たちは「よい咀嚼」がとても重要だと考えています。

脳に向かう内頸動脈と椎骨動脈によって、瞬時に血液が脳に巡っています。血液は、人間が生きていくために必要な栄養と酸素を身体中に運んでいます。私たちの身体中には、つなげると約10万キロ（地球の約2周半分）の血管が張り巡らされています。そして、健康な血液は約50秒で体内を1周するといわれています。

噛み合わせが悪いと体のバランスがおかしくなり、頸椎の歪みも起

図10 噛み合わせが脳に影響を与える

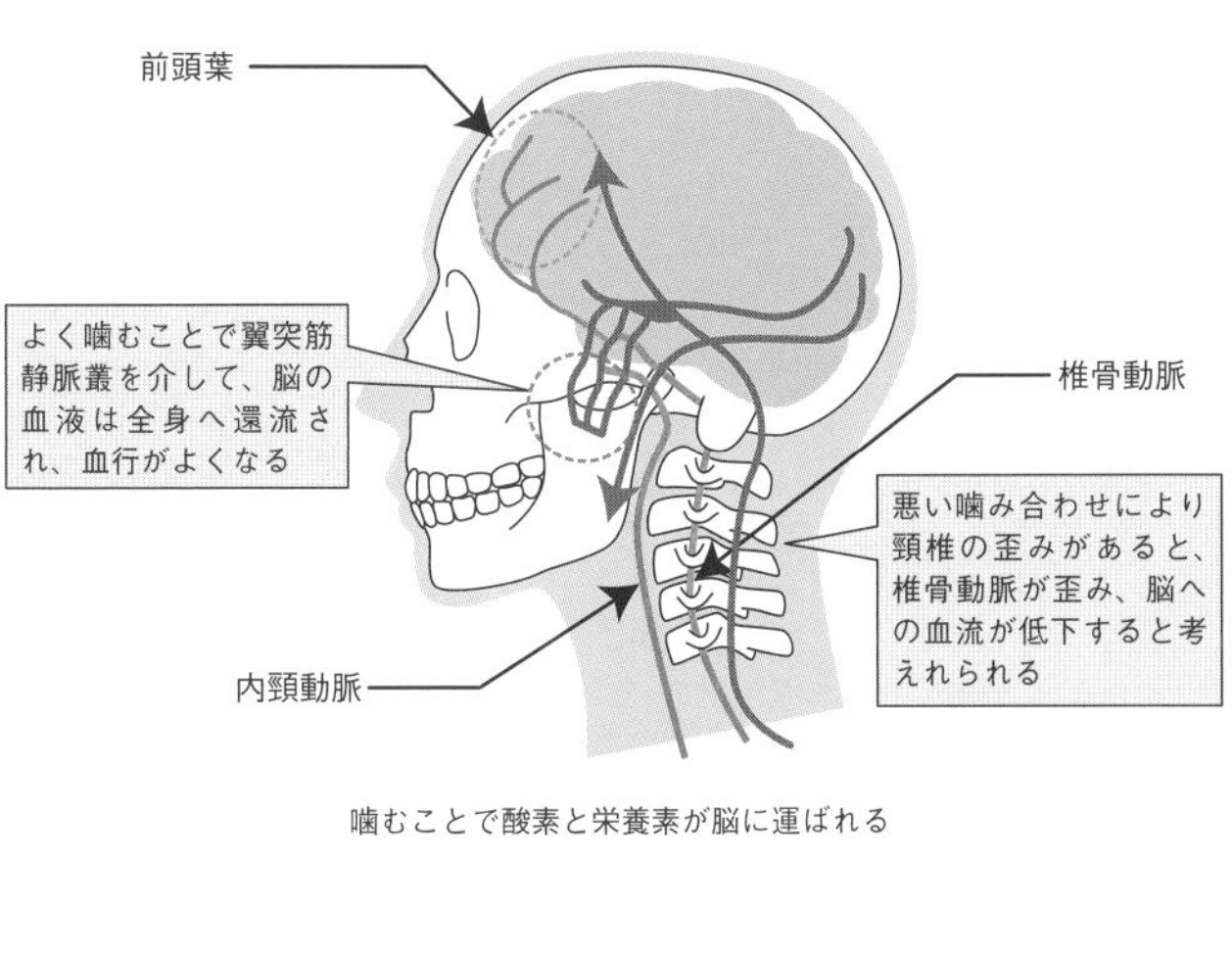
前頭葉
よく噛むことで翼突筋静脈叢を介して、脳の血液は全身へ還流され、血行がよくなる
椎骨動脈
悪い噛み合わせにより頸椎の歪みがあると、椎骨動脈が歪み、脳への血流が低下すると考えれられる
内頸動脈

噛むことで酸素と栄養素が脳に運ばれる

こってきます。そうなれば、脳への刺激や血液の量も減ってきます。

このような状態になると、認知症で最も多いアルツハイマー型認知症の原因といわれるアミロイドβが脳細胞に蓄積し、その結果神経伝達物質のひとつであるアセチルコリンが減少して、記憶状態が悪くなると考えられています。

この脳のゴミであるアミロイドβを脳から取り除いてくれるのが、咀嚼です。よく噛むことで外側翼突筋や内側翼突筋といった咀嚼筋が働き、これらがあたかもポンプの役割をし、翼突筋静脈叢という部分を介して、脳の血流を全身へ還流させます。その結果、脳の血流はよくなります。

ですから、正しい噛み合わせでよりよい咀嚼をすることで、脳内ホルモンを活発に分泌させ、認知機能を維持することが期待できるのです。

第2章

歯を失ったら……どうすればいい？

6歳から12歳までが、その人の健康状態を変える

正しい噛み合わせを形成するために、6歳から12歳の間の姿勢や食習慣はとても大切です。

大切なのは、この時期に外で太陽の光を浴び、カルシウムを増やして、運動や遊びでしっかり体を動かし、硬いものをよく噛んで食べて、しっかりあごを発育させることです。

歯の生え方が乱れると、噛み合わせはぐちゃぐちゃになり、不健康まっしぐらの人生になってしまうのです。

よい姿勢も大切です。背筋は歯に大きく影響します。姿勢が悪いと、歯の生える位置が変わってしまいます。噛み合わせがくずれるばかりか、骨格の形成にも影響を与え、背骨が曲がってしまったり、将来の病気を引き起こしてしまう原因にもなりかねません。

噛み合わせが悪くても、25歳くらいまでは細胞が活性化しますから、はっきりした

不調や病気はあらわれにくいかもしれません。

しかし、20代後半くらいから、不調や病気があらわれてくるのです。しかし、多くの人は、歯が原因だと思っていないのです。

歯と噛み合わせがしっかりと成長することで、将来の病気の予防にもなるということです。

本来、成長するにつれて正しい噛み合わせが形成されるはずなのですが、この時期に虫歯治療などを行うと、噛み合わせに影響が出てしまうことがあります。

ですから、子供の虫歯予防は大切です。もしも虫歯になってしまったら、信頼のおける歯科医院で治療を受けてください。

年齢を重ねながら、人は歯を失っていく

成長とともに生え揃った私たちの歯は、毎日の食事で食べ物を咀嚼し、何十年間も私たちの生活を支えてくれます。

おいしく食べるためには、犬歯で裂き、第１小臼歯で噛み砕き、第１大臼歯ですり

つぶします。よく噛むことで唾液がたくさん出て消化を助け、虫歯を予防します。

また、正しい噛み合わせはさまざまな食感や甘味、酸味、塩味、苦味、うま味といったおいしさを感じとるための大切な役割があります。

とはいえ、死ぬまでずっと支え続けてくれるかというと、そううまくはいきません。

虫歯や歯周病、あるいは悪い噛み合わせを放置したことなどが原因で、私たちは徐々に、歯を失っていきます。

50代前半で歯の欠損がある人は60％以上、その後徐々に割合が増えて

図 11　喪失歯所有者率の年次推移（永久歯：5 歳以上）

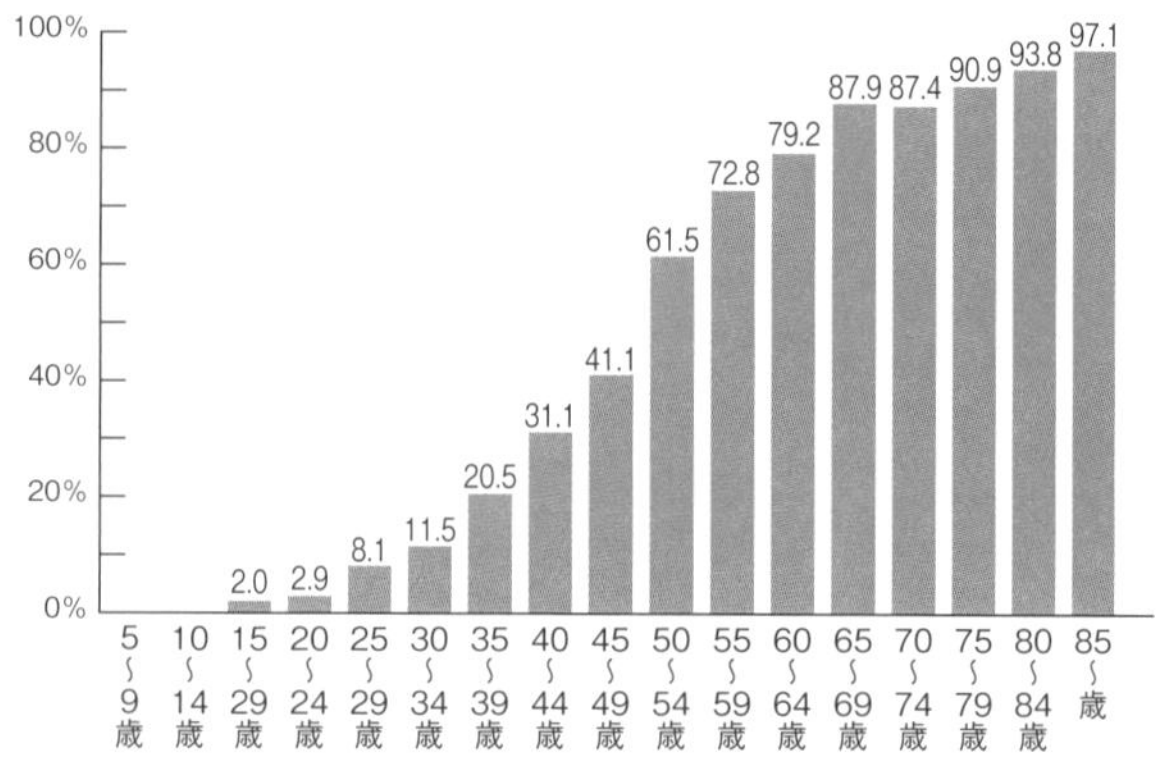

厚生労働省「歯科疾患実態調査結果」2016 年

いき、70代後半では90％以上となります。「自前の歯がすべてそろっている」という人は、年を重ねるにつれてどんどん減っていくのです。

失った歯の本数も50代くらいから徐々に増えていき、70代前半で8・6本、80代前半で12・9本となります。

80歳になっても20本以上自分の歯を保ちましょうという８０２０運動からもわかるように、生涯にわたって歯の欠損を防ぐのはなかなか大変なことです。同時に、1本でも多く健康な歯を残し、噛み合わせを維持することは、健康長寿にとっても非常に大きな意味があります。

図12　1人平均喪失歯数の年次推移（永久歯：5歳以上）

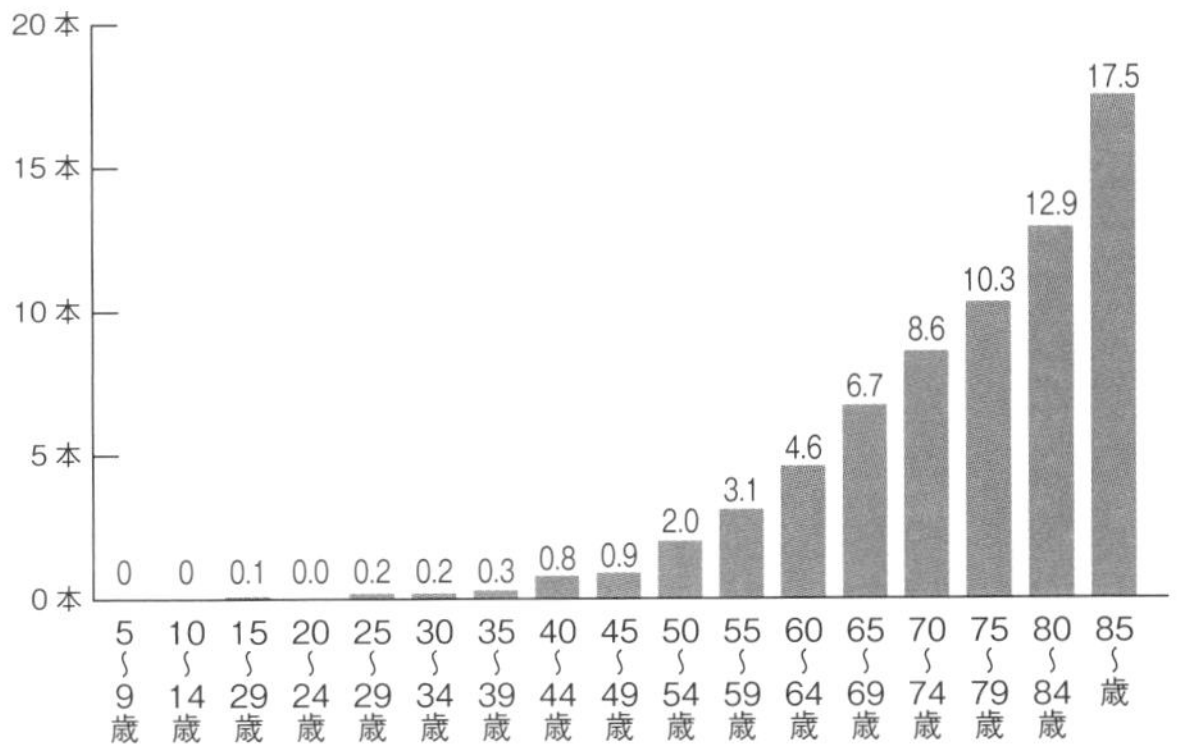

厚生労働省「歯科疾患実態調査結果」2016年

しっかり噛むことで、脳や胃腸も健康になる

噛むことは、すなわち生きることです。

私たちが生きていくためには、食べ物を摂取します。このとき、入口から出口までのプロセスがとても大切です。食べ物の入り口になる口の中でしっかり噛むことで、胃や腸などの消化器官も元気になるのです。

しっかり噛むことができなくなれば、食べ物は小さく砕かれないまま胃に送られ、胃の負担が大きくなります。さらに唾液や胃液の分泌も悪くなるため、消化不良を起こしやすくなります。胃腸の働きが弱り、食べ物の栄養がうまく吸収されず、身体を素通りしてしまいます。

また、噛めないと食物繊維がとりにくくなるため、大腸がんをはじめとする生活習慣病にかかりやすくなります。

よく噛むことは、脳の働きを活発にすることにもつながります。しっかり噛むことは認知症の予防にもなるのです。

歯が噛み合っていることで体のバランスが整い、お年寄りの転倒を防ぐことにもなります。

第1章でお伝えしたように、噛み合わせは全身と同調しているため、悪い噛み合わせを放置すれば、全身に歪みが蓄積し、さまざまな不調や病気の原因になります。

日本の超高齢社会は、これからさらに進んでいきます。元気で健康な高齢者と、病気で外出もままならない高齢者を分けるのは、歯の健康と噛み合わせであるといっても過言ではないでしょう。

高齢者のＱＯＬ（Quality of Life：生活・人生の質）を左右するのは、歯なのです。

毎日おいしく食事をとり、まわりの人と楽しく会話をする。

これらは私たちの人生にとって、常に欠かせない幸せの種です。この幸せの種を支えてくれるのが、歯、そして噛み合わせなのです。

歯は抜けたままにしてはいけない

歯は大切なものとわかっていても、多くの人が、いつか、なんらかの理由で歯を失ってしまうのも事実です。

では、歯が抜けてしまったら、私たちはどうすればいいのでしょうか。

第1章で、身体と噛み合わせの関連性をお話ししました。適正な噛み合わせを維持するためにも、歯を抜けたままにしてはいけません。1本でも歯の欠損があると、噛み合わせがどんどん崩れてしまうからです。

歯を抜けたままにしておくと、両側の歯が傾いてきたり、噛み合う歯（上の歯が抜けた場合は下の歯）が伸びてきたりして、歯並びや噛み合わせがどんどん変化してしまいます。

さらに、顔にシワが増えたり、頬がたるんできたりなど、容貌も変わってきます。また、欠損した場所から空気が漏れて発音が不明瞭になり、うまく話せなくなることもあります。

歯科医によっては「噛めているからいいですよ」といわれることもあるかもしれません。しかし、噛み合わせが維持できなくなることで背筋や腰が曲がってきます。全身のバランスもとりにくくなるため、転倒リスクも上がります。私たちは歩き方を見ただけで、奥歯のない人がわかります。

ここでみなさんは「これ以上、歯を失ったらどうしよう……」と感じるかもしれません。しかし、身体にとっていちばん大切なのは噛み合わせです。義歯や補綴物で噛み合わせを補うことで、欠損によるリスクはある程度解消することができるのです。

ブリッジ、入れ歯、インプラント……何を選べばいいのか

歯を失うというのは、根っこから抜けてしまった場合です。歯の一部が欠けてしまっても、土台である根っこの部分がしっかりしていれば、差し歯や被せ物といった選択肢になるでしょう。

根っこの部分から歯を失ってしまったという場合には、一般的に次の３つの選択肢があります。

・ブリッジ
・インプラント
・入れ歯

他にも第4の選択肢として、私たちが開発したMTコネクター®という入れ歯があります。これについては第4章でご紹介します。

繰り返してきたように、大切なのは噛み合わせです。

特に歯の欠損がはじまってくる50代以降は、体力の衰えや不調など、身体の問題が気になってくる時期でもあります。人生の後半戦を健康で過ごすためにも、噛み合わせを重要視した選択をしていただきたいと思います。

先にいっておきますが、もちろん歯を失うことなく天寿をまっとうすることが理想です。

ブリッジ、インプラント、入れ歯。どれをとっても、身体にとって完璧な治療法というものではありません。それでも、歯を失うと噛み合わせがどんどん崩壊していくので、いずれかの方法で補綴しなければならないのです。

では、それぞれについて解説していきましょう。

私たちがブリッジをすすめない理由

ブリッジというのは、その名の通り、橋のような補綴治療です。失った歯の左右に生えている健康な歯を削り、橋をかけるようにして連結した義歯を入れます。

素材を選ばなければ保険適用が可能で、インプラントのような手術の必要もありません。治療の手軽さがブリッジの魅力といえるでしょう。

しかし、ブリッジには両側の健康な歯を削らなければならないという大きなデメリットがあります。歯を削り、さらに負荷をかけることで、両隣の歯の寿命が短くなってしまうのです。また、ポンティックというダミーの歯の隣にある歯の清掃性が悪くなり、虫歯や歯周病に罹患しやすくなります。将来ブリッジにしている歯の状態が悪くなれば、一気にごそっと歯を失うことも少なくありません。

噛み合わせの面でも大きな問題があります。

まず、両隣の歯を削って被せるということは、失った歯だけでなく、少なくとも

2本以上のいままで噛んできた証（咬合小面）を失う、いわば「人生の記録」を失うということです。

また第1章で、人間の持つ自然治癒力によって、歯が自ら噛み合わせを調整しているという話をしました。一本一本の歯が微細な動きを繰り返すことで、1日の疲れをとったり、噛み合わせを調整したりするのです。これは一本一本の歯が独立していることが条件です。

ブリッジは少なくとも連続した3本の歯が連結しているため、動きが固定されてしまうのです。がんじがらめに固定されてしまうことで、せっかく生まれ持った歯の調整機能が働かなくなるのです。

一本一本独立した被せ物などであれば、歯根膜の働きによって自分自身で噛み合わせの調整も可能ですが、ブリッジは連結しているため、自分自身で噛み合

図13　ブリッジとは？

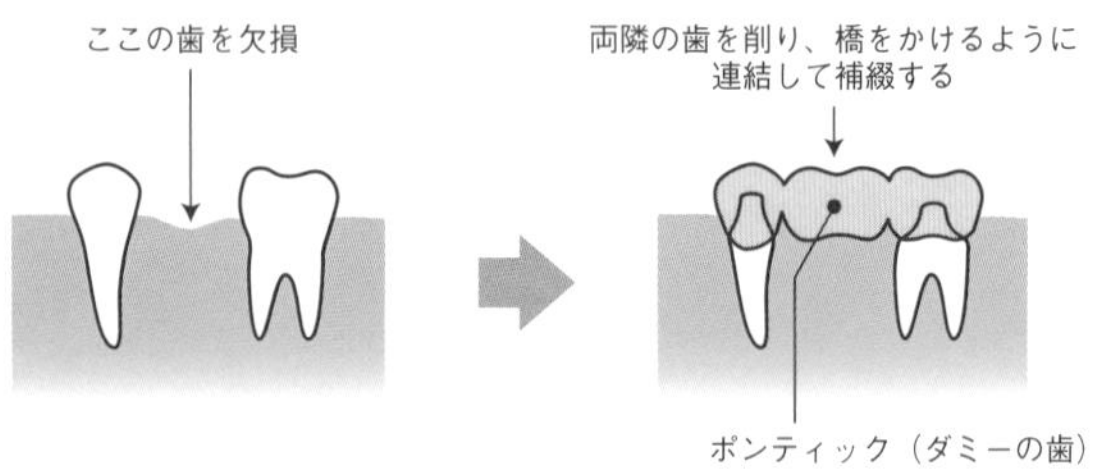
ここの歯を欠損
両隣の歯を削り、橋をかけるように
連結して補綴する
ポンティック（ダミーの歯）

わせの調整ができません。噛み合わせを考えると、ブリッジはおすすめできない選択肢なのです。単冠の被せ物であれば、大きな問題はありません。

歯を連結するといえば、最近はセラミック矯正という審美矯正が増えています。芸能人などで不自然なほど真っ白で揃った前歯をしている人をよく見かけますが、このセラミック矯正を受けているケースが多いようです。

セラミック矯正は、健康な前歯の天然歯を削って土台にし、連結したセラミック製の真っ白な歯を被せていくものです（さらに神経を抜く抜髄が必要なケースもあります）。見た目重視というより、見た目しか考えていない方法といってもいいでしょう。

健康な天然歯を削り、一本一本独立している歯を連結してガチガチに固めてしまうのですから、噛み合わせの面でも、歯の寿命という面でも、論外です。

矯正といっても、ワイヤーなどで歯を一本一本動かして歯並びを整えていく一般的な歯科矯正とは別物です。セラミック矯正は即日で処置が完了するので、通常の歯科矯正のように時間がかかるものではありません。つまり、歯科医院にとって経済的メリットが大きい方法だともいえるのです。

インプラント治療ってどんなもの？

次に、インプラントです。

一般的な歯科インプラントは、インプラント体、義歯、義歯とインプラント体をつなぐアバットメントの3つで構成されています。

インプラントはインプラント体という人工の歯根をあごの骨に埋め込み、それに義歯を取り付ける方法です。

保険適用外ですからある程度費用はかかりますが、残っている歯を削る必要がない、咀嚼力に優れている、比較的長持ちするといった点がメリットです。

しかし、インプラントは外科手術です。手術が必要で治療が大がかりなこと、やり直しが難しいといったデメリットもあります。

一般的なインプラントの手術では、まず局所麻酔をして顎骨の一部であり歯を支える歯槽骨にインプラント体を埋め込みます。その後インプラント体と歯槽骨が結合する期間を開けて、型どりした義歯をアバットメントに装着します。

歯槽骨には、血管や神経が多数走行しています。少しでもインプラント体を打ち込む位置がずれると、血管や神経を痛める場合もあります。神経ではしびれや麻痺などの後遺症、血管では大出血が起こることもあります。

稀なことではありますが、過去にはインプラントの手術で死亡事故も起こっており、術中術後のトラブルも少なくありません。

インプラント手術には、高い技術が要求されます。歯科医師の経験と技量はもちろん、術前のCT（コンピュータ断層撮影）検査ではCT画像を正確に読み取る高度な能力が必要です。

図14　インプラントとは？

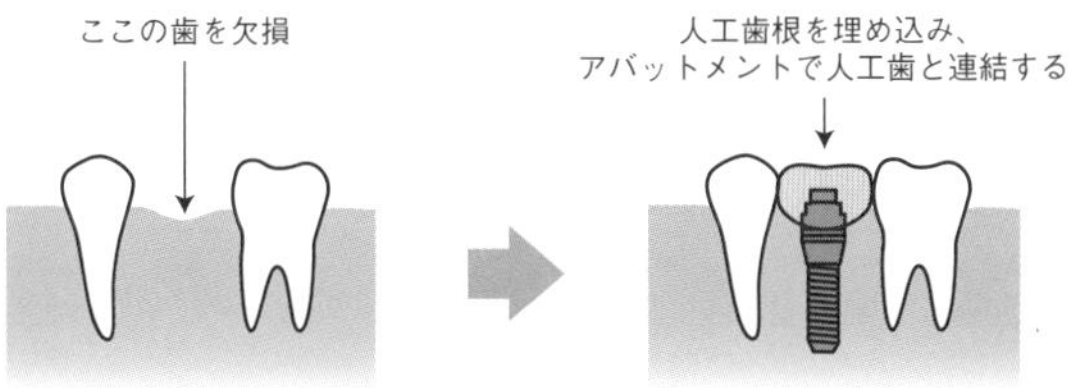
ここの歯を欠損
人工歯根を埋め込み、
アバットメントで人工歯と連結する

噛み合わせに問題が起こるインプラント

実はこのインプラントもまた、噛み合わせの面で大きな問題があるのです。

図15を見てください。

天然歯には、歯根のまわりに歯根膜《しこんまく》という組織があります。

この歯根膜はクッションの役割を果たし、噛むときの負荷を軽減したり、微細な噛み合わせの調整をしてくれます。また、歯根膜は「触・痛・圧」などを感じる組織でもあります。

しかし、インプラントには歯根膜がないため、そういった調整機能は働きません。はずせない、動かないため、噛み合わせの調整も難しくなります。

ものを噛んだり、すりつぶしたりするときの歯根膜の役割は、建物の免震構造のようなもの。たとえば、マンション建設などでは、基礎工事で地中深く杭が打ち込まれます。杭は上下の振動には強いですが、横揺れに弱いため特殊なゴムを使って揺れを吸収します。

コラーゲン繊維を主成分とする歯根膜は、この免震ゴムと同じような役目を果たすのです。

インプラントは、この免震ゴムがない状態です。ですから、インプラントの噛み合わせは、あえてあごを水平に動かしたときに奥歯に水平方向の力がかからないようにするのです（これを臼歯離開咬合といいます）。

そうすると当然、奥歯の山と谷がなくなります。

その結果、カチカチと上下の歯を合わせる噛み方はできますが、強さの加減ができず、さらに山と谷が削り取られてしまうため、食べ物をすりつぶすことも難

図15　大切な役割を果たす歯根膜

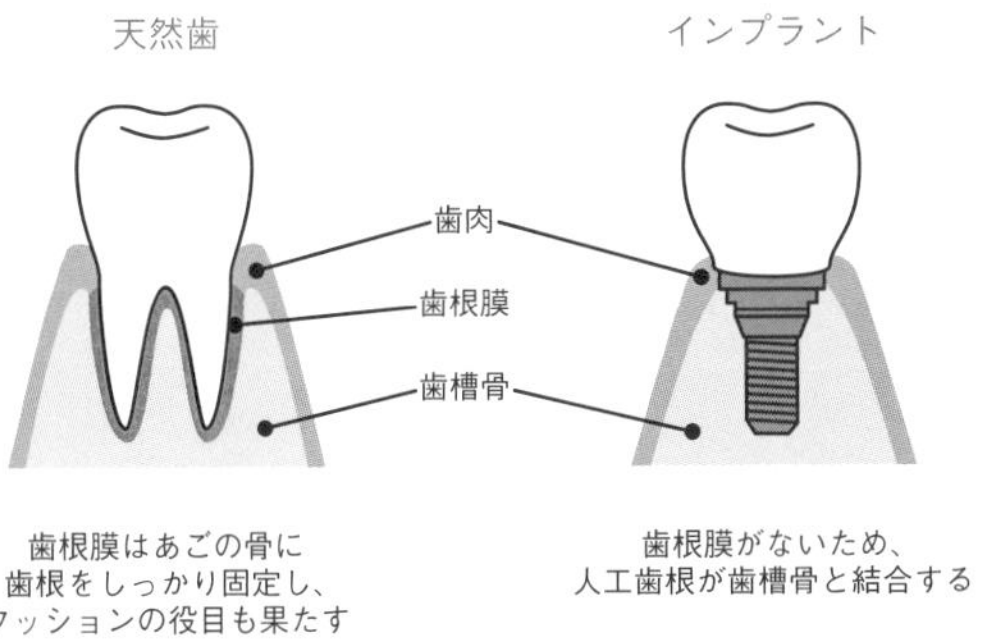
天然歯
インプラント
歯肉
歯根膜
歯槽骨
歯根膜はあごの骨に
歯根をしっかり固定し、
クッションの役目も果たす
歯根膜がないため、
人工歯根が歯槽骨と結合する

しくなります。

図16を見てください。

天然歯の咬合面は、自然なカーブを描いています。このカーブがあるからこそ、咬合平面の延長線上に歯突起が位置し、正しい噛み合わせが維持されるようになっています。

しかし、奥歯に複数のインプラントを入れている場合、この咬合面のカーブがなくなり、平らになってしまっていることが多いのです。そうなると、上下でカチカチと噛み合せることはできても、前後左右へのスライドがうまくできなくなります。

咬合面が自然なカーブを描いているからこそ、噛む、すりつぶすときに下顎を前に動かしても上下の歯が密着するのです。しかし、インプラントの場合は上下の歯に楔状の隙間ができます。これでは上手に食べられません。

また、下の歯がインプラントで上の歯が入れ歯の場合は、上の入れ歯が落ちやすくなります。このような状態では噛み合わせが悪くなってしまいます。

しかも、インプラントというのは、先ほど説明したように根っこの部分にクッションがありませんから、しっかり噛んでしまうと歯茎に炎症を起こしやすくなります。

図16　咬合平面のカーブがなくなると……

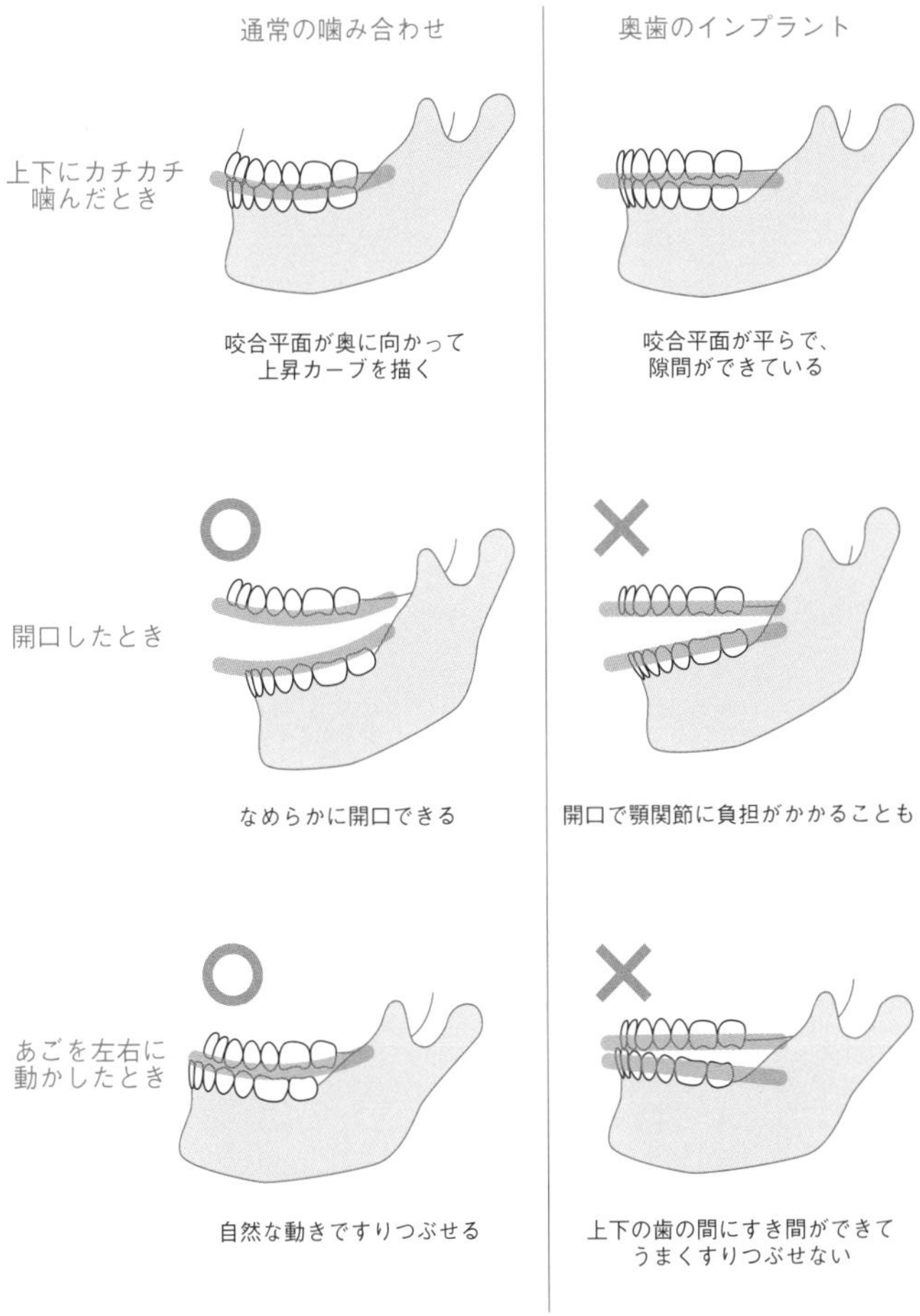
通常の噛み合わせ
奥歯のインプラント
上下にカチカチ
噛んだとき
咬合平面が奥に向かって
上昇カーブを描く
咬合平面が平らで、
隙間ができている
開口したとき
なめらかに開口できる
開口で顎関節に負担がかかることも
あごを左右に
動かしたとき
自然な動きですりつぶせる
上下の歯の間にすき間ができて
うまくすりつぶせない

そのため、少し低めに、咬合面に隙間が開くように入れることが多いのです。そうなれば、噛み合わせのバランスはどんどんおかしなことになってしまいます。

その結果、顎関節症、腰痛、猫背……、さらには唾液の減少で虫歯や歯周病につながる危険性があります。

前歯を一本だけというようなインプラント治療であれば、ただちに問題は出てきませんが、臼歯（奥歯）や複数の歯をインプラント治療で補おうとすれば、噛み合わせの面で非常に大きなリスクになります。

インプラント失敗の悲劇

最近は、当院の患者さんでもインプラントを入れている人が増えています。

中にはインプラントを入れたものの、痛みがあったり、うまく噛めなかったりという理由で、埋入したインプラントをすぐに撤去した人もいます。高額な治療費も水の泡です。

インプラント失敗後に入れ歯をつくるのは、並大抵のことではありません。インプラントを埋め込まれていた穴を埋めるためにまわりの骨が吸収され、歯茎もボロボロという悲惨な状態の方もいます。

また、インプラントを入れたら歯周病にならないと考えている人がいますが、それは大きな間違いです。

インプラントは天然歯と違って、歯の根元に菌の侵入を防ぐ歯肉線維がありません。そのため、歯周病菌が侵入しやすく、菌がインプラントを支えるあごの骨に感染しやすくなっています。

進行すればインプラントを支える歯槽骨がとけて、インプラントが抜けてしまいます。これがインプラント歯周炎です。インプラント歯周炎を防ぐためには、天然歯以上にプラークコントロールなどのケアが必要です。

そもそも、半永久的にもつ治療などありません。あごも、口まわりの筋肉も、歯茎も、年齢とともに変化するからです。

高価なインプラントを入れて歯茎や骨がボロボロ……という悲劇にならないためにも、インプラント治療の選択は慎重になってください。

インプラントのその他の問題点

その他の問題点として、「インプラント難民」と「電磁波の影響」があります。

インプラントの部品は、さまざまなメーカーのものがあります。何か問題が起きたとき、インプラントを除去する際にはそれぞれのメーカーの道具が必要であり、埋入時と同じくらい、あるいはそれ以上のリスクをともなうのが現状です。

また、治療を受けた歯科医院が閉院している、主治医が死亡等によっていない、インプラント埋入後にかかった病気の既往のため簡単に撤去してもらえないなど、いわゆる「インプラント難民」と呼ばれる人が出てきています。

電磁波の影響も見過ごせません。

多くのインプラントの人工歯根に使われているチタンという素材は、携帯電話のアンテナにも使われていたものです。口の中に埋め込んだインプラントのチタンがアンテナの役割を果たし、携帯電話や家電、高圧電線などが発する電波や電磁波を体に集めてしまい、その結果「電磁波過敏症」を引き起こす可能性は否定できません。

電磁波過敏症は、主に口に近い目、皮膚、神経などに症状があらわれます。目の痛み、皮膚の乾燥、頭痛、鼻づまり、めまい、吐き気、疲労、関節痛など、さまざまなつらい症状を引き起こすのです。

従来の入れ歯の構造とメリット・デメリット

最後に、入れ歯です。

ご存じのように、入れ歯は人工歯とピンク色の床が一体になったもので、部分入れ歯、総入れ歯があります。

総入れ歯は、上下いずれかの歯をすべて失った場合で、床の部分で歯茎に密着させます。

部分入れ歯は、一般的にクラスプやレストという留め具を残存歯にかけて固定します。このクラスプと呼ばれる留め具は、構造上どうしても残存歯と粘膜の間に大きな空間が空いてしまい、虫歯や歯周病になりやすいという特徴があります。

クラスプや引っかけ部は外側（頬側）に設置されることが多く、食べ物を咀嚼するときに噛み合わせのバランスが悪かったり、頬筋や舌など口腔周囲の筋肉の動きが考慮されていない形態の入れ歯だったりすると、どうしても留め具を引っかけている歯に横に揺さぶる力が過剰に働き、残存歯の予後を悪くするという特徴があります。留め具が開いてだんだんゆるくなったり、引っかけている歯がどんどん抜歯になってだんだん入れ歯が大きくなってきたという経験をした人も少なくないでしょう。

また、レストと呼ばれる構造は、入れ歯の人工歯にかかる上下方向の噛み合わせの力を残存歯に一部負担させるためにあります。これは入れ歯の沈下防止になるのですが、やはりかけている残存歯に過剰な上下方向の力が働き、予後を悪くするという特徴があります。この特徴は、歯茎がやせてくるとより顕著になります。

クラスプとレストが歯にぴったり合わずに歯から浮いてしまっていることもよくあります。この浮いた部分は噛み合わせを大きく狂わせる原因になります。

クラスプ、レストともに歯学教育のなかでは正しいものとして教わりますが、実際は抜歯装置、噛み合わせの歪みをつくる因子となることが多いのです。

残っている歯をあまり削る必要がなく、安全で複数の欠損にも対応できるのが入れ歯のメリットです。

そして噛み合わせというのは、そのときの身体に合わせて調整することが重要です。そういった意味では、はずして調整・改造ができる入れ歯は、悪くない選択肢といえるでしょう。

ただし、場合によっては、話しにくい、食べにくい、はずれやすい、装着すると痛みがある、食べカスが挟まる、硬いものが噛めない……といった、入れ歯特有の悩みが出てくることがあります。他にも、部分入れ歯の留め具の見た目が気になるというデメリットがあります。

最初から話しにくい、食べにくいというような入れ歯は論外ですが、歯茎などの変化によって入れ歯がだんだん合わなくなることは普通のことです。

入れ歯は、つくったらそれで終わり、ではありません。

残存歯や歯茎の状態、日々の生活習慣や身体の使い方などによっても、日々噛み合わせは変わってきます。ですから、入れ歯にはメンテナンスが必要なのです。

入れ歯が「落ちる、はずれる、痛い」理由

落ちる、はずれる、痛い……。

これらは入れ歯を装着している人の悩みです。これらの悩みがあるということは、その入れ歯が合っていないということです。

まず、入れ歯が歯茎に密着する理由を説明しましょう。

1枚のガラス板を水で濡らして、もう1枚別のガラス板を置くと、間の空気が押し出されて2枚のガラス板が密着します。

しかし、たとえば片方が凹凸のあるスポンジ状の板では、水で濡らしても密着することはありません。

入れ歯も同じです。しっかりと引き締まった歯茎であれば、唾液が水の働きをして入れ歯とぴったり密着します。

しかし、歯茎がやわらかいと、唾液があっても入れ歯は落ちたりはずれたりしてしまうのです。

歯茎がやわらかくなってしまう原因は、噛み合わせです。

噛み合わせが悪いと、図17のように上下の歯の山と谷が正しく合いません。

この状態で噛むと、歯の谷に沿って山が微妙に動き、歯の当たる位置がずれてきます。

そのため歯茎に密着した入れ歯の土台（床）が動き、隙間や強く当たる部分が出てくるのです。

隙間には空気や食べカスが入り込み、痛みが出たり、入れ歯がはずれやすくなります。

一方、強く当たる部分は過度な力がかかるため、痛みが出ます。

図17　入れ歯が落ちる、はずれる理由

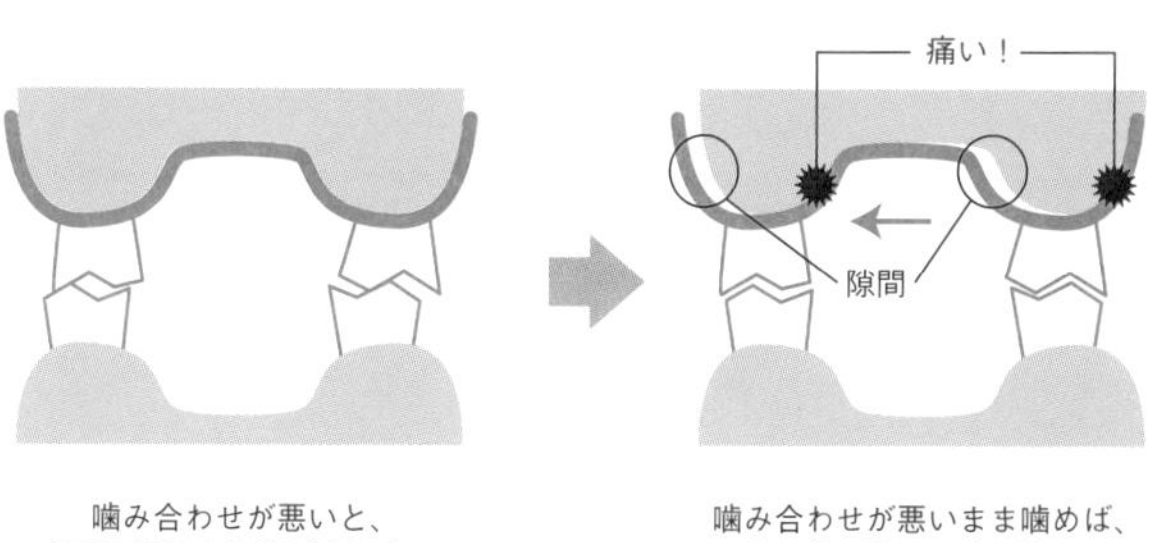

噛み合わせが悪いと、
上下の歯の山と谷が合わない

噛み合わせが悪いまま噛めば、
歯の谷に沿って山が動き、
入れ歯の土台も一緒にずれてしまう

入れ歯安定剤を使ってはいけない！

入れ歯が合わない場合、入れ歯安定剤を使う人がいます。テレビＣＭなどで見かけることも多いので、実際に使っている人も多いのではないでしょうか。

合わない入れ歯を無理やりはめて、噛み込んでいれば、土台にできた隙間に食べ物がはさまったり、入れ歯が歯茎に当たったりして痛みが出ます。また、合わない入れ歯は安定せずあちこち動きますから、うまく噛むことができず、さらに痛みが出てきます。

これを自分でなんとかしようと、ＣＭで見かけた入れ歯安定剤を使ってしまう人が多いのです。本来、ぴったりと合っている入れ歯であれば、入れ歯安定剤など必要ありません。入れ歯安定剤が必要な時点で、その入れ歯が合っていない証拠です。すぐに調整が必要なのです。

入れ歯安定剤を大別すると「粉末」「シート」「クリーム」タイプがあります。それらほぼすべての説明書には、申し合わせたように「長期に渡って連用しないでください。歯茎がやせる、噛み合わせが悪くなることがあります。」といった旨の注意が書かれています。

それはなぜでしょうか。

入れ歯安定剤がとても危険なものだからです。

入れ歯安定剤は、入れ歯と歯茎の間に挟み込んで使うため、当然噛み合わせが変わります。今日はA、明日は少しずれたBというように、毎日使えば、毎日違う噛み合わせで噛んでいることになるのです。そして、歯茎はいつも違った位置で力を加えられることになり、それが続くことで歯茎がブヨブヨになってしまうのです。

そのため、ますます入れ歯が合わなくなり、最初は１日朝１回しか使っていなかったのに、朝・晩の２回、朝・昼・晩の３回と使用頻度が上がっていき、食事のたびに使うようになるのです。

毎日違う噛み合わせで噛んでいたら、身体のほうは混乱します。当然体調不良や重篤な病気につながることもあります。

合わない入れ歯を安定剤でごまかしていくうちに、歯茎やあごの骨が徐々にやせていきます。歯茎の状態が悪くなると、ますます入れ歯が合わなくなり、ますます安定剤に頼るという悪循環になるのです。

3ヵ月も使っていれば、歯茎はもうコンニャクのようにブヨブヨの状態です（専門用語で「フラビーガム」といいます）。歯医者で入れ歯を調整しようとしても、型どりさえできない状態になってしまいます。

ですから、入れ歯安定剤は使わないでください。入れ歯が合わないのは、入れ歯自体が合っていないか、前項で説明したように噛み合わせが悪いためです。

正しい噛み合わせで、ぴったり合った入れ歯で噛んでいれば、歯茎がマッサージされ引き締まり、健康になっていきます。

私たちは、入れ歯安定剤を使っていた患者さんには、まず、治療義歯をつけて、調整しながら歯茎のマッサージをしていただき、歯茎の状態を改善していくことからはじめています。

「抜かない治療」は正しいのか

実は日本は、歯が1本もない人の割合が、先進国の中でも低いという調査結果があります。高齢になっても、歯が一本もない総入れ歯ではなく、何本かの歯が残っている人が多いということです。

80歳になっても20本の歯を残そうという、厚生労働省や日本歯科医師会が推進する８０２０運動のおかげかもしれませんね。

そのうえ、近年の日本では、できるだけ歯を残そうという歯科治療が行われています。そのため、患者さんの歯を抜かない歯医者＝よい歯医者というイメージが浸透しているようです。

歯を抜かずに自分の歯を残すというのは、一見いいことのように思えますが、実は問題点もあります。

もちろん、治療によってまだまだ十分機能する歯は、たしかに残したほうがいいのです。ひどい虫歯や進行した歯周病を完治させるのはそう簡単なことではありませんが、私（宮野敬士）も、一見末期的に見える歯であっても安易に抜歯をすすめず、治療によって機能する歯は最大限残す派です。

たとえば、歯根の壁に穴が空いている場合は、パーフォレーションリペアといって、修復する方法があります。また、根が割れたりヒビが入ったりしていると抜歯適応症例ですが、根破折修復といって修復する方法が何通りかあります。また、歯周ポケットが深く歯がグラグラしている場合でも、噛み合わせのバランスを整え、基本に忠実に歯周病治療をすることで動揺が治まることもあります。ひどい虫歯や水平的な根破折で健全な歯質が歯茎の下4～5ミリほどの場合でも、一本だけ歯を矯正して持ち上げ、何とか残す方法もあります。

このように、さまざまな方法で末期的な歯でも残すことは可能ですが、それが患者さんにとってベストな選択肢なのか、常に考える必要があります。

患者さんの年齢、全身的な問題、噛み合わせの問題、補綴形式の問題、審美的な問題、心理・精神的な問題、社会的な問題、経済的な問題、通院環境、地理的な問題、時間的な問題……。さまざまな要素を考慮したうえで、治療計画は柔軟にオーダーメイドで決定されるべきであると考えます。

この中で私が優先順位を高く置くのが、全身的な問題と噛み合わせの問題です。噛み合わせが全身のシステムに関係するのは第1章で述べた通りですが、口腔内の虫歯菌、歯周病菌が全身の臓器に悪さをすることが、近年、広範囲に科学的エビデンスをともなってわかってきています（図18）。これらのリスクを常に念頭において、治療し

図18　口の中の細菌が増えると、さまざまな病気のリスクが高まる

細菌の侵入による有害物質で汚れた血液は全身をめぐり、あらゆる臓器、身体の組織にダメージを与える。

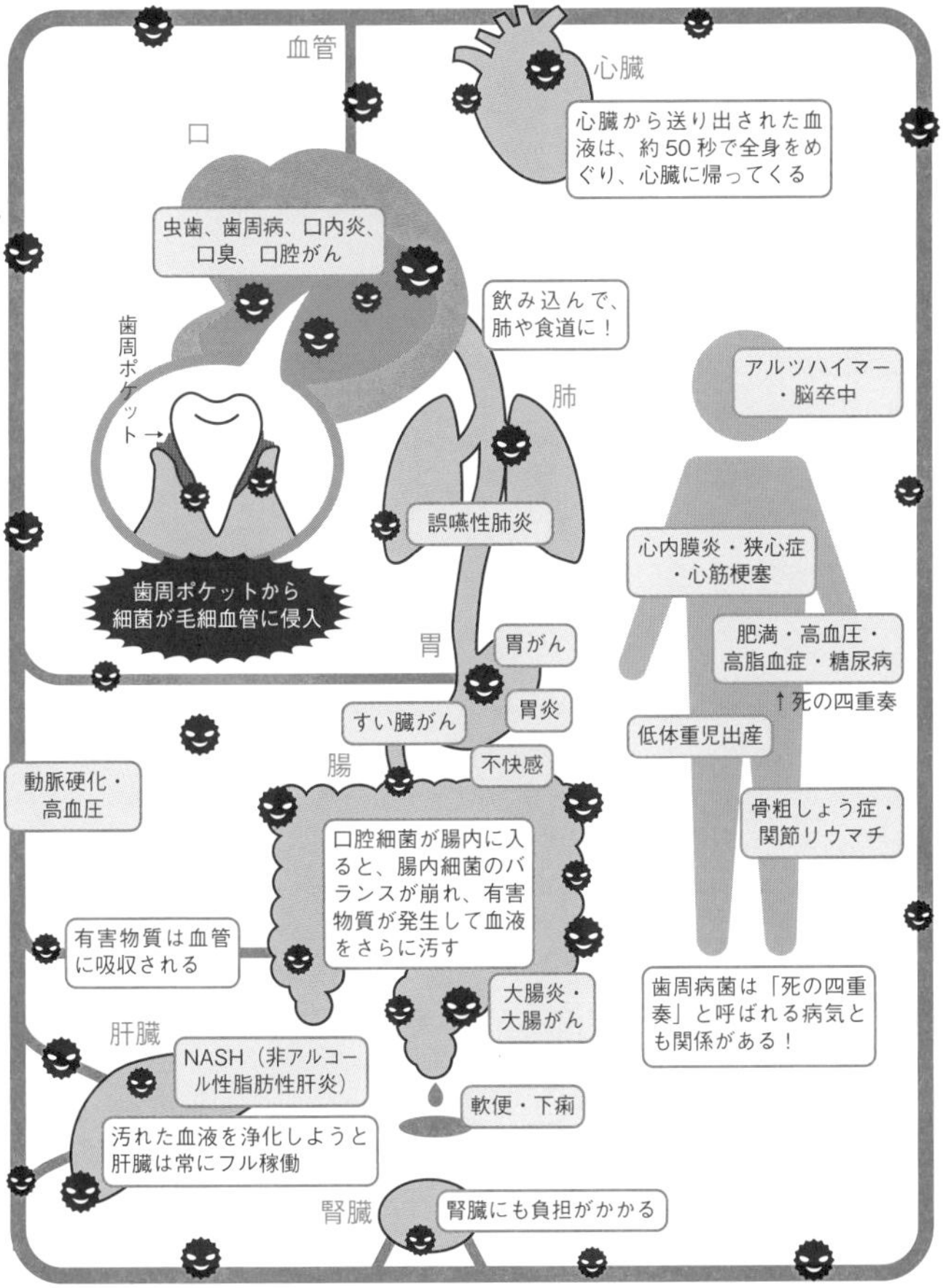

ていかなければなりません。

歯を無理に残す処置によって、噛み合わせに影響が出たり、身体全体の健康に悪影響を及ぼしたりするようなことがあってはならないのです。

ですから「噛み合わせとして機能しない歯でも、無理やり残す」という治療は、いつも正しいとはいえません。

歯を抜いてしまえば、歯周病菌も虫歯菌もなくなります。そのうえで質のよい入れ歯で噛み合わせをきちんと補うという選択のほうが、原因除去療法であり、はるかに健康的である場合もあります。

よい歯医者の選び方

全国で、歯科医院の数は約6万8千軒。これはコンビニよりも多いといわれており、どの歯科医院に行けばいいのかと迷う人も多いのではないでしょうか。

痛くないから、混んでいるから、評判がいいから、院内がきれいだから……。こういった理由で選択する人も多いかもしれません。

しかし、実際に治療を受けてみなければよくわかりませんし、治療を受けてみても良し悪しなど判断できないというのが実情でしょう。

患者さんが判断できることでいちばん大切なのは、患者さんの身になって、きちんと相談に乗ってくれるかどうかです。

まず、症状について、痛みについて、過去の治療について、口まわりの悩みについて……など、患者さんの話をよく聞いてくれるかどうか。

治療に関しても、どんな選択肢があるのか、それぞれの選択肢のメリット・デメリット、現在の問題点と将来的なリスクなどについてもきちんと説明してくれるかどうか。

歯を失った患者さんに、「インプラントがいちばんですよ」、あるいは「保険ならブリッジですね」などと決めつけ、いきなり治療をはじめてしまうようなケースは要注意です。

特に一本数十万円というインプラントは、利益率の高い施術です。低い診療報酬や患者の減少などにあえぐ歯科医院では、ついインプラントに頼りたくなるという現状もあるのです（くわしくは次章で解説します）。

虫歯ひとつとっても、症状や歯や歯茎の状態は一人ひとり違います。ですから、べストな治療法もそれぞれなのです。

歯科治療というのは、身体に大きな影響を及ぼすものです。そして、天然歯を一度削ったり抜いたりしてしまえば、二度と元に戻りません。

問診の段階で「おかしいな」と思うことがあれば、一旦施術を中断し、別の医院でセカンドオピニオンを受けてみてください。

正中口蓋縫合を固めるな！

上顎の真ん中を二分するラインを、正中口蓋縫合といいます。まだお母さんのお腹の中にいる胎児の頃から、左右からだんだん骨ができていき、思春期から大人になるにつれ縫い合わさるようにくっついていき、できる縫合です。

未発達な子供の頃であれば正中口蓋縫合は閉じていないので、床矯正によってあごを広げたり、矯正で歯列を整えたりすることが容易にできるのです。

大人になると正中口蓋縫合が完成するとはいえ、頭蓋骨の縫合を含め、これら頭蓋骨も構成する骨のパーツは成人でもごくごくわずかながら（おそらくミクロン単位）呼吸するように動いているという説があります。幼いとき、縫合部は閉じていないから脳や歯列の成長、また頭蓋内圧の調整に柔軟に対応できるのです。生体の自然構造には意味があるはずです。成人後も頭蓋骨の縫合部はごくわずかな緊張と弛緩を繰り返し、頭蓋内圧のホメオスタシスや脳脊髄液の流れを調整する役割があると、私は考えています。

ブリッジやセラミック矯正など正中をまたいで歯を連結する被せ物をすると、この「あごの呼吸」を固定してしまうことになります。

歯は一本一本独立して、生きているから日々自分で調節することができています。ですから、被せ物などで歯を連結することに私たちは反対なのです。

図19　歯列と正中口蓋縫合

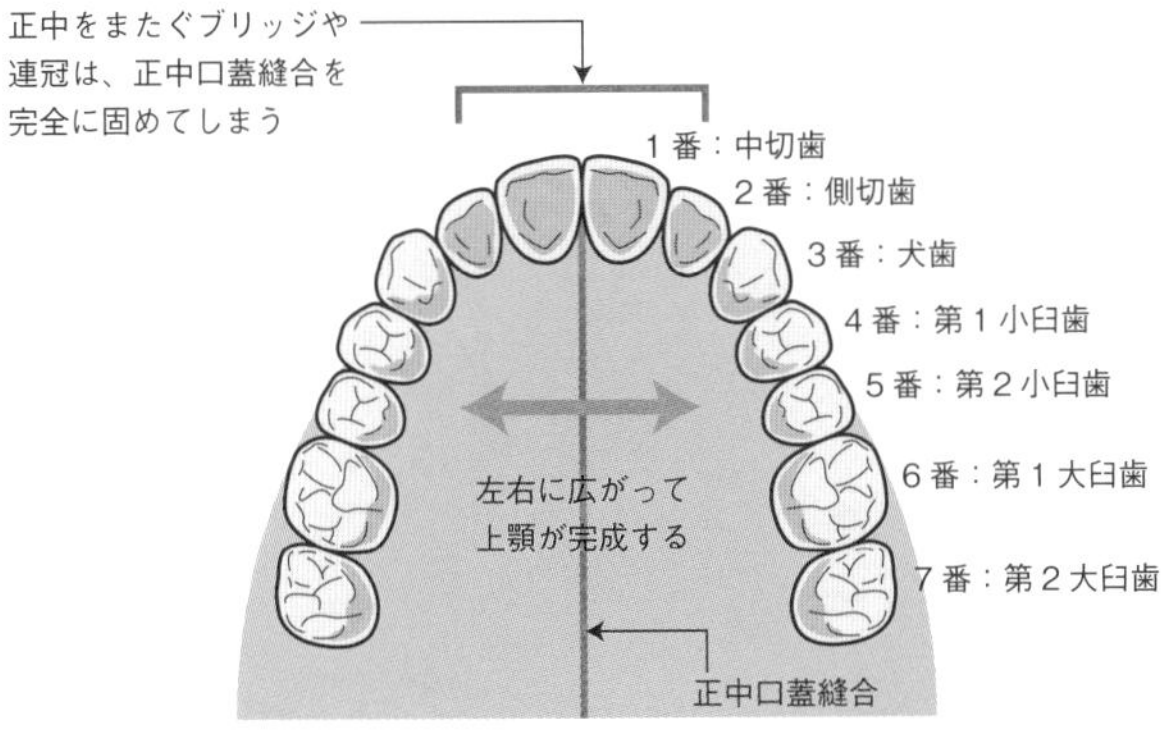

経験上、特に正中をまたぐ連結と犬歯と第一小臼歯の連結は、体に大きな影響が出ます。ブリッジなどで動かないように固定してしまうと、本来人間に備わっている調整の機能が働かなくなってしまうわけです。

これは、インプラントも同じです。インプラントの問題点は、歯根膜というクッションの組織がないことです。

インプラントは、あごの骨に金属でできたボルト状の人工歯根を埋め込んでいく補綴治療です。「天然歯と同じように噛める」などといわれていますが、まったく動かない人工の歯が、天然歯と同じように機能するはずがありません。インプラントを入れてから、うつになったり、体調が悪くなったりという話もよく聞きます。

入れ歯であれば、はずして調整することができます。しかし、入れ歯は厚くて違和感があったり、留め金があって見た目もよくなかったりというデメリットがあります。そのため、インプラントやブリッジを選ぶ人がいるわけです。

入れ歯のデメリットを解消した第4の選択肢が、MTコネクター®です。MTコネクターについては、第4章でくわしくお伝えします。

第3章

歯医者が言わない歯医者の話

なぜ、歯医者さんに何度も通わされるのか

歯医者に通っている患者さんには、「忙しい中時間をつくって通院しているのに、何度も通わされる。一度に治療を終えてほしい」という要望がよくあるようです。しかし、そうしたくてもできないのが歯科の現状です。

みなさんの多くは、保険適用の診療を受けていると思います。しかし、保険の取り決めがあるため、なかなかまとめて治療することができません。保険診療では、ひとりの患者さんに1時間も2時間もかけることが難しいのです。

もともと歯科の診療報酬は、医科よりも低く設定されています。しかも、診療報酬は抑制方向にあるため、多くの歯科医院は経営が厳しいのです。

国が定めたルールに従って、保険点数を稼ぎながら何度かに分けて治療せざるを得ないのです。そんな環境では、患者さんにとってベストな治療をすることが難しいといえるでしょう。

患者さんの多くが保険診療を希望するなら、それで経営が成り立つようにコント

ロールしなければならないのです。

歯科も医科も、保険の点数によって治療プロセスが決まるといっても過言ではありません。安定した経営のために、どうしても保険の点数がうまくとれるようなルート（検査・治療）を選ばざるを得ないのです。

その結果、患者さんの要望や、医師本人がベストだと考える治療よりも、保険点数によって決められた治療をすることになるのです。

ひどい場合はやっていない処置まで保険の水増し請求されている場合がありますので、注意が必要です。

一般的な内科や外科、整形外科などでも、何らかの病名がつかないと、治療や処方せんを出せないことがあります。

たとえば、体調不良で病院に行っても、病名がつかなければたいした治療は受けられません。ここで病名がつけば、保険点数がとれますから、点滴もできる、レントゲンもできる、いろいろな検査もできる……となります。

逆説的に考えれば、不必要なレントゲンをとって患者さんの体に負担をかけるかもしれません。しかし、定められた保険診療を受けるためには、ある程度決められたルートを歩まなければならないのです。

本当に患者さんと向き合って、ベストな治療をしようとすれば、医療従事者にとって保険診療のシステムは足かせでしかありません。保険診療だけでは、患者さんにとっても私たち医療従事者にとっても、満足のいく治療はできないのです。

それぞれ患者さんにマッチした細かな選択肢があるのに、保険診療が決めたルートで治療しなければならないからです。いわば国が設けた医療におけるフランチャイズが国民皆保険制度です。フランチャイズのお店と創作料理のお店は、性質が異なりますよね。受診側はこのこともよく考えないといけません。

誰でも平等に治療を受けられる日本の皆保険制度はすばらしいものですが、このような功罪があります。

保険の枠にとらわれない治療をするため、私たちのクリニックでは完全自由診療としています。

また、患者さんにできるだけ負担をかけず、定期的な受診を続けてほしいため、会員制としています。なぜなら、身体と噛み合わせは日々変化するからです。

私たちのクリニックには全国からたくさんの患者さんがいらっしゃいます。遠方からはるばるきてくださった患者さんに「来週もまたきてください」というわけにはいきません。そういった方はできるだけ短期集中で、その日のうちに治療を終えたいのです。保険診療では、そういった要望を叶えることができません。

保険と自費の決定的な違いは「手間・時間・精密度・思い」

みなさんが歯医者さんに行くと、「保険の歯と自費の歯、どちらにしますか？」などと聞かれることがあると思います。

保険の歯と自費の歯。この違いはなんだと思いますか？

歯科医院のホームページなどを見てみると、セラミック○万円、ジルコニア○万円などと、自費診療の料金表が掲載されています。

いっぽう、保険で使える材料は限られています。通常、保険の場合は金銀パラジウム合金等の金属やレジンというプラスチックのような合成樹脂が使われます。最近では電磁波を集めるチタンも被せ物の材料として保険導入されました。患者負担料金は数百円から数千円という驚くべき安価です。

このことから、保険の歯と自費の歯の違いは「素材」と「料金」であるととらえる人が多いと思います。

しかし、私たちにいわせれば、それは間違いです。保険の歯と自費の歯の違いは、「素材」だけでなく、むしろ「手間」「時間」「精密度」、そして「思い」にあるのです。

のちほどくわしく紹介しますが、保険の歯をつくって生活を成り立たせるためには、歯科技工士は流れ作業、スピード重視にならざるをえません。「じっくり手間と時間をかけてつくろう」「精巧・精密なものをつくろう」「患者さんのためにいい歯をつくろう」という仕事は、やりたくでもできないのです。

本当はいいものをつくりたいのに、つくれない。患者さんへの思いが込められないという厳しい現実があるのです。

一方、自費の歯であれば、よりよい素材を使えるのはもちろん、じっくり手間と時間をかけて、患者さんの要望をしっかり聞いて、心のこもった精密な仕事をすることができます。

保険の歯と自費の歯の違いは、素材や料金だけではありません。歯科技工士がプロとしての技術や患者さんへの思いを発揮できるのが、自費の歯なのです。

保険の歯で本当に大丈夫？

私たちは、決して保険治療を否定しているわけではありません。

保険の歯であっても、長い間なんの問題もないというケースもたくさんあります。また、保険の義歯の噛み合わせをほんの少し調整をしてみると体調がよくなったというケースもあります。たとえるなら、ファーストフードでも栄養はとれるし、空腹は満たせるということです。

しかし、保険の歯は決してベストな選択ではありません。

本書のはじめにお伝えしたように、歯というのは臓器の一部です。しかも心臓や胃や腸などと違って、自分自身でメンテナンスができる臓器です。それなのに、多くの人は安価な保険の歯で済ませてしまいます。

オーダーメイドなら、ちょっとしたアクセサリーひとつ、スーツ一着つくるのだって、数万円はかけますよね。それなのに、自分の口の中で毎日使うオーダーメイドの歯には、数百円、数千円しかかけないのです。

自分の健康を大切にしたいなら、できるだけベストな治療を選択していただきたいと思います。

もちろん、材料の質についても、保険診療と自費診療で使える材料の質は、雲泥の差です。保険の歯に使われるレジンやメタルには、見た目の問題だけはなく、適合が悪い、錆びたり変色しやすい、口臭が出やすい、歯茎が変色する……といった欠点がたくさんあります。

自由診療で選べる材料は、高品質で加工しやすく、仕上がりもきれいです。

歯の素材を変えただけで、口腔環境が良好になり、歯茎も自然に引き締まってきます。噛み合わせにも影響するため、不調や病気が治ってしまうこともあるのです。

保険で使われる金属の材料は、アレルギーを引き起こしやすいこともあります。

実は私（宮野たかよし）も歯科技工士でありながら、金属アレルギーがあります。あるときから手が荒れて皮がポロポロむけるようになり、肌もガサガサになったため、皮膚科で調べてみると金属アレルギーでした。それまでなんともなかったのですが、ある日突然体質が変わってしまったのです。

これは、みなさんにも起こりえることです。歯科治療で口の中に入れた金属がアレルギーや電磁波過敏症の原因となり、気づかないうちに原因不明の皮膚疾患や体調不調を起こしているかもしれません。

詰め物、被せ物のベストな素材

自由診療であれば、ゴールド、ハイブリットレジン、セラミック、ジルコニアなどの素材を選ぶことができます。

一般的にはハイブリッドレジンならいくら、セラミックならいくらというように、素材によって料金設定が変わりますが、いったいどれを選べばよいのでしょうか。

見た目だけを考えれば、できるだけ自然に見えるものがよいのですが、機能性を考えると、次の点が重要です。

- 菌が入り込まないようにぴったりと隙間を埋めること
- 割れたりしないよう、強度があること
- 自然な噛み合わせを維持できるよう、硬すぎないこと詰め物の場合、機能性を考えれば最も適しているのはゴールドです。

ゴールドはやわらかく、ぴったりと隙間を埋めてくれるからです。しかも柔らかく展延性（柔軟に変形する性質）にすぐれているので、天然歯と同様に噛み合わせが自然と調節されます。

高価なセラミックの詰め物でも、隙間ができてそこから2次カリエス（虫歯）が進行してしまうことがあります。セラミックは硬く強度はあるのですが、展延性が弱いためです。ゴールドの詰め物で治療した歯は、何十年前のものでも開けて見ると中はきれいなままであることが多いです。

被せ物については、現在最もよいと私（宮野敬士）が考えるのが、陶材を盛ったジルコニアセラミックです。

中のフレームの部分は強度のあるジルコニアで、外側は強度と柔軟性を兼ね備えたセラミックを使います。噛み合わせの面まで硬いジルコニアにしてしまうと、噛み合う歯が過度にすり減って、噛み合わせがおかしくなってしまうのです。

自由診療でも、ひと昔前に流行った金属のフレームの表面にセラミックを焼き付けるというような方法（メタルボンド）は、私はあまりおすすめできません。歯と歯茎の境目が黒ずんで見えてしまうことがあるため審美性の面でもいまひとつですし、歯と歯茎の境目に金属があると、どうしても虫歯や歯周病になりやすいのです。

ちなみに、私たちが入れ歯づくりに使っているのはドイツＢＥＧＯ社のウイロニウムプラス／ＥＸ（エクストラハード）です。コバルトクロム合金ですが、モリブデンやその他の成分の含有量の違いで、金属アレルギーを引き起こす恐れが極めて低く、生体親和性が高くなっています。また、卑金属でありながら貴金属のような粘りがあり、加工しやすく、金属疲労を起こしにくい性質があります。

このように、保険診療と自由診療では、使う素材ひとつとっても、大きな違いがあります。技工物作成にも十分な時間が使えますから、手間をかけ、ていねいな作業ができるのです。保険診療で質の高い技工物をつくるのは、非常に難しいのです。

ちなみに、私（宮野敬士）は被せの治療について、材質によって治療費を決めることはしていません。なぜなら、保険と自費の違いは素材の違いではなく、どれだけ手間・時間をかけ、精密度を上げ、思いを込めるかによるからです。ですから、被せの治療はセラミックでも金属でも、一律料金をいただいています。

歯科技工士の過酷な現実

先ほど保険診療についての話をしましたが、保険の歯については、歯科技工士の過酷な労働環境も問題があります。

歯の診察・治療をするのは歯科医ですが、入れ歯、被せ物、詰め物など技工物の作成や加工、修理を行うのは歯科技工士です。

歯科技工士は歯科医師の指示書をもとに、技工物の作成を進めていきます。

歯科技工士は、デンタルテクニシャンと呼ばれる職業です。患者さん一人ひとりに合わせた歯を手作業でつくるのですから、非常に高度で精密な技術が必要とされます。技工物の良し悪しは噛み合わせに直結するのですから、本来手抜きなどできない仕事です。

しかし、昨今ではこの歯科技工士が絶滅の危機にあります。

なぜでしょうか。

結論を先にいえば、作業量が報酬に見合わないからです。

まずは、異常な労働時間です。

歯科技工士の3人に1人が週81時間以上、10人に1人が101時間以上働いています。労働基準法が定める法定労働時間は週40時間ですから、なんと2倍以上です。歯科技工士の労働環境の過酷さがわかるのではないでしょうか。

いまならブラック企業といわれるでしょうが、歯科技工士は一人技工所といわれるように、独立してひとりで複数の歯科医院と契約して仕事をする場合が大半です。そのため、どうしても労働時間をはるかにオーバーして、無理をしてしまうことになるのです。

次に、単価の安さです。

たとえば、保険の被せ物は1本2000円から2500円程度。1日8時間で8本つくるとして、2万円、月に20日で40万円の売り上げになります。ここから経費を引くと、だいたい3分の1が残ります。

そうすると、月に13万円。これではやっていけるはずがありません。食べていくためには8時間以上仕事をするか、手を抜いて1本15～20分でやるしかありません。

保険の歯を一つひとつ精魂込めてつくっていたら生活が成り立たないのですから、

図 20　歯科技工士の労働環境

1 週間の労働時間と休日（開設者のみ、年齢別、開業形態別）

1 週間の労働時間

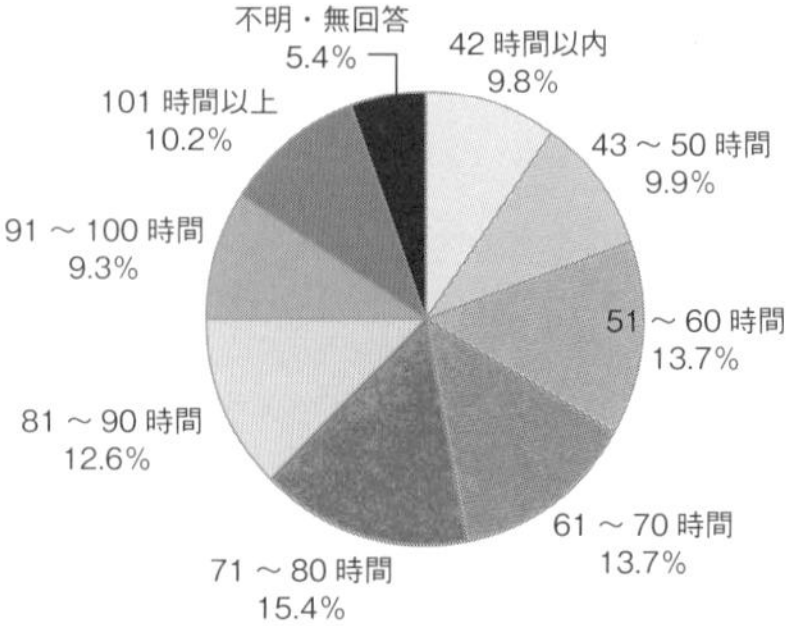

1 週間の休日

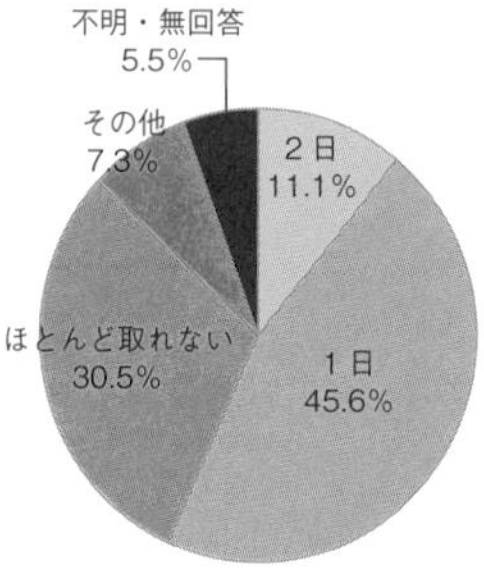

昨年の可処分所得（手取り収入）（総売上−経費、法人の場合は代表者の報酬おおよその年額）

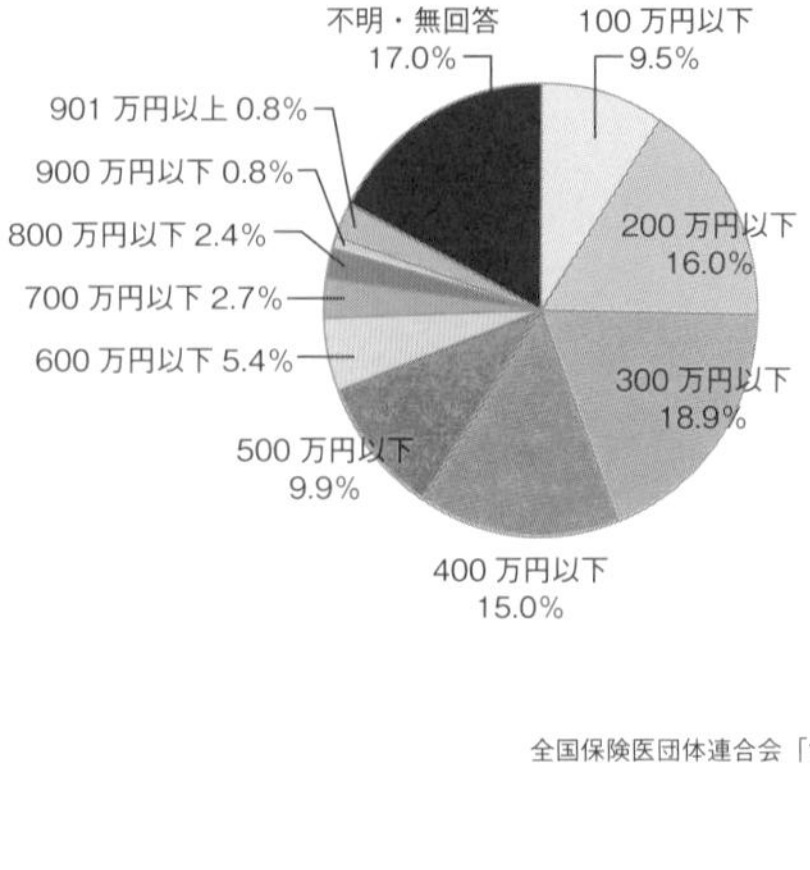

全国保険医団体連合会「歯科技工所アンケート」2016 年

手抜きになるのもしかたがないのです。そうなれば、当然技工物の質が落ちて、患者さんにしわ寄せが及びます。

実際のところ、歯科技工士の約半数は手取り年収が300万円以下しかありません。これでは「歯科技工士になりたい」という夢を持つ若者が減っていくのも当然でしょう。

日本から歯科技工士がいなくなる!?

歯科技工士の数は年々減少しています。しかも若い世代が少なく、世代交代が進んでいないのです。

歯科技工士が一人前になるには時間がかかります。学校を卒業して20歳で国家試験に合格し、1年目は模型製作や詰め物くらいしかできません。2年目に単冠製作、3年目に臼歯のブリッジ、4年目に硬質レジン冠……と、このくらいからだんだん仕事ができるようになってくるのです。

しかし、歯科技工士の専門学校を卒業した若い人たちが、5年もたたないうちに7

割も離職しています。学校も次々と廃校するという憂き目にあっています。

私（宮野たかよし）は平成2年まで11年間、歯科技工士の専門学校で教鞭をとっていましたが、当時は3～4倍の入試倍率でした。面接のほかにも学科試験、石膏彫刻の実技試験がありました。しかしいまでは定員割れとなり、誰でも入学できるような状態です。

これからさらに進む高齢社会で、入れ歯などの技工物の作成は、健康長寿を推進するために非常に重要な仕事といえます。それなのに、低収入と長時間労働によって、大切な技工物をつくる歯科技工士がどんどん減っているのです。

歯科技工士は、専門的な知識を身につけるための勉強を重ねて試験に合格した者がなれる国家資格です。それなのに、このように過酷な労働環境に置かれて、普通の生活さえ成り立たないなんて、こんな馬鹿げたことがあるでしょうか。

これではせっかくの国家資格を捨てて転職したり、スピード重視のいい加減な仕事になってしまうのもしかたのないことなのです。

歯科技工士をはじめ、多くの歯科医療従事者は、患者さんによりよい治療を受けてほしいと心から願っています。しかし、その前に最低限の生活を成り立たせなければならず、個人でできることには限界があります。国が推進する低医療費政策によって、このままでは自滅してしまうかもしれません。

いまは少しでも安くあげようと、保険の技工物の海外発注も増えています。出来上がった義歯が日本に輸入される際の品名は「雑貨」だそうです。臓器の代わりをしてくれる義歯が雑貨だなんて、悲しくなりますよね。

国としてはデジタル技術で簡単につくれるＣＡＤ／ＣＡＭによる技工物を推進したいのかもしれません。しかし、まだまだＣＡＤ／ＣＡＭによる技工物の精度は決して高くありません。１００％、ぴったり合う入れ歯をつくるのは、機械だけでは難しいのが現実です。最終的には熟練した人の手による技工や調整が必要です。

いまの日本では、高度な技術と経験を持つ歯科技工士が育ちにくいシステムになっています。また、優秀な歯科技工士がいたとしても、その能力が認められず、なかなか発揮できないという環境にあります。このままでは、日本の歯科技工物の質がどんどん落ちて、日本人の健康が損なわれてしまうのではないでしょうか。

日本の歯科技工士の半数が、50歳以上です。あと10年、20年したら、その人たちも引退してしまいます。

このような歯科の根本的な制度の変革、そして私たち一人ひとりの意識改革が必要だと、身にしみて感じています。

その入れ歯はどこの誰がつくっている？

歯科治療には、詰め物、被せ物、入れ歯などの技工物が欠かせません。

よりよい歯科治療を受けるためには、実際の治療にあたる歯科医師も、そして技工物をつくる技工士も、高い学識とすぐれたテクニックを持っていることが必要です。どちらか一方が優れているだけではダメなのです。

もうひとつ、非常に大切なことがあります。

それは、実際に患者さんを前にして密接な共同作業ができているかどうかです。

そのためには、歯科医師だけでなく、歯科技工士がきちんと患者さんの話を聞けるような場所にいて、患者さんの悩みや要望などの情報提供を受けることが必要です。

ひと昔前は、歯科医師と歯科技工士が同じ場所で働いていたため、そういったことも可能でした。

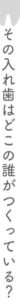

ところが、近年ほとんどの歯科医院は技工物を外注しています。医療と製作が分業制となり、歯科医院と歯科技工所は別の場所であることがほとんどです。

そのため、患者さんはどんな人が入れ歯をつくっているのか知らないし、技工士のほうも、いま自分がつくっている技工物がどんな患者さんのためのものなのか、その顔さえ知りません。

多くの技工物は、先ほどお話しした一人技工所か、流れ作業の歯科技工所でつくられます。

歯科技工所で入れ歯をつくるときは、ある技工士が入れ歯の土台となる床をつくり、異なる技工士が歯の排列をし、また異なる技工士が研磨していくわけです。まるで工場ですね。設備の整った技工所で一括してつくれば、合理的なのでしょう。

私の知っている歯科技工所では、10人ほどの技工士が1日40～50個の入れ歯を流れ作業でつくっています。そうでもしないと、保険では採算がとれないからです。患者さんの健康な生活を支える、臓器のひとつであるはずの歯が、流れ作業でつくる単なるモノとして扱われているのです。流れ作業では、優秀な歯科技工士も育ちません。非常に残念な状況です。

総合病院であれば、医師と看護師以外にも、放射線技師、理学療法士、薬剤師など、さまざまな人が同じ職場で働いています。しかし、ほとんどの歯科医院は歯科医師と歯科衛生士だけです。そこに歯科技工士はいないのです。歯科治療の肝となる技工物は、完全に外注なのです。

この仕組みで、どうやっていいものができるのでしょうか。

私（宮野敬士）は歯科医師でもあり、歯科技工士でもあります。自分の担当する患者さんの入れ歯は、できるだけ自分で技工しています。自分で100％技工しない場合でも、こういう形・方向で、大きさはこれくらいで、この位置に歯を並べてほしいと、こと細かな指示を技工士に出して、密な連携プレーで進めています。そうしないと、本当によい治療・義歯製作ができないからです。

歯科技工士に足りない情報提供

「入れ歯なんて型通りにつくれば簡単だ」と考えている人もいるかもしれませんが、これは大間違いです。

いい入れ歯というのは、一人ひとりまったく違うものです。顔の形、あごや口の大きさ、歯茎の形状、骨格、さらには顔の印象までを精密に計算してつくらなければ、本当にいい入れ歯などできません。

しかも、舌や唇、頬などの筋肉は話したり、食べたりすることで絶えず動いています。そういった筋肉の動き方も考えたうえでつくるものですから、完全なオーダーメイドなのです。ぴったりと密着して何でも噛める入れ歯をつくるには、精密な計測と設計、熟練した技術が必要です。

ところが、外注先の歯科技工所には、型どりの模型とたった1枚の歯科技工指示書が送られるだけです。ですから、歯科技工士は指示書通りの製作しかできないのです。指示書に性別や年齢は書いてありますが、その人の顔つきや体型、外見の印象はまったくわかりません。「食べる」「話す」などについて、患者さん側に悩みや要望があっても、技工士にはまったく届きません。

義歯製作にあたって、どんなスポーツをしているか、どんな食生活をしているか、どんな仕事をしているかといった情報は、非常に参考になります。こういった情報は、患者さん本人からしか聞けません。また、実際に会って話をすれば、口の動きや顔の形がわかります。

義歯は、歯科医師と技工士の両輪で製作しなければなりません。ですから、本来は歯科医院の中に歯科技工室があるべきなのです。歯科医院の中に歯科技工室があれば、歯科技工士が直接患者さんを見て、話をすることもできます。

義歯といっても、色、形、大きさなど、さまざまなタイプのものがあります。お顔の形に合わせたり、女性なら丸みを帯びたやさしい印象のものにしたり、顔が小さい人は小さめのものを選んだり、本来は一人ひとりに合った義歯を選ぶことが大切です。歯の色も、白っぽいもの、青みがかったものなど、残った歯や顔色、髪の色に合わせるなど、審美的な感覚も求められます。

患者さんの要望をていねいにお聞きし、細やかな打ち合わせをすることが大切なのです。

私たちは、歯科医院と歯科技工所を併設しています。

歯科医院の中に技工室があるというより、歯科技工所の中に歯科医院があるというイメージです。そこで、第4章で紹介するMTコネクター®をはじめ、優れた歯科技工士が一つひとつの技工物を真剣につくっているのです。

図21　歯科技工所の中に歯科医院があることのメリット

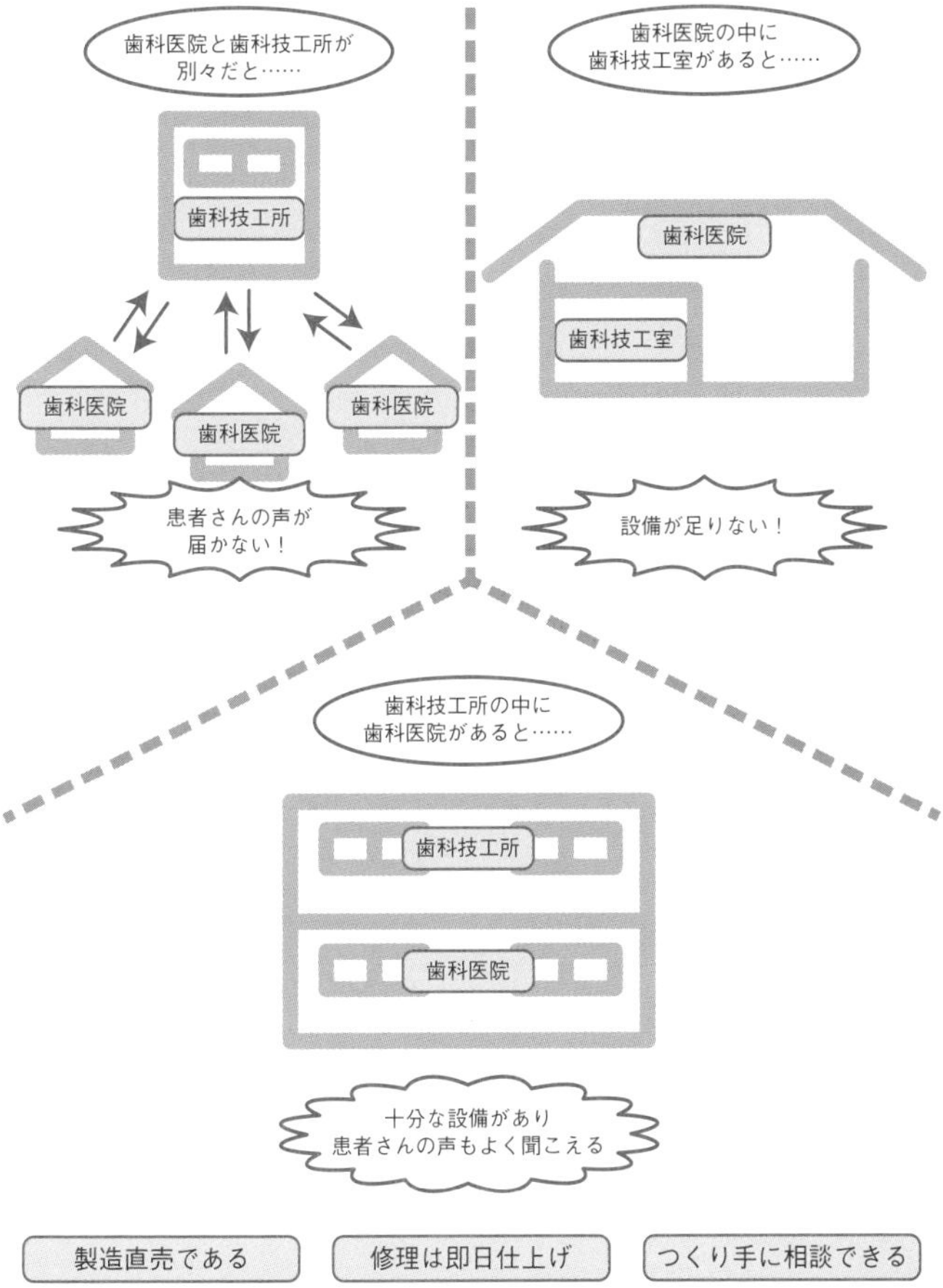
歯科医院と歯科技工所が
別々だと……
歯科技工所
歯科医院
歯科医院
歯科医院
患者さんの声が
届かない！
歯科医院の中に
歯科技工室があると……
歯科医院
歯科技工室
設備が足りない！
歯科技工所の中に
歯科医院があると……
歯科技工所
歯科医院
十分な設備があり
患者さんの声もよく聞こえる
製造直売である
修理は即日仕上げ
つくり手に相談できる

印象採得（型どり）は入れ歯づくりの基本中の基本

いい入れ歯をつくるには、いくつもの条件があります。

その中でも特に大切なのが、「印象採得（型どり）」と「咬合採得（噛み合わせの記録）」です。

ひとつずつ説明しましょう。

「印象採得（型どり）」は、患者さんの歯列や歯茎の状態を正確に写し取るためのものです。

みなさんも、歯科医院で徐々に固まっていくドロッとしたものを口の中に入れて「少しそのままにしていてくださいね」といわれたことがあるでしょう。それがこの印象採得です。

歯科技工士が型（印象）に石膏を流し込み、必要な模型をつくります。

この型どりは、入れ歯や詰め物、被せ物をつくるための基礎となるものです。印象採得がいかに正確にとれているかどうかが、技工物の良し悪しを決定づけるといっても過言ではありません。

印象採得は歯科医師が行います。これがうまくいかなければ、どんなに腕のいい歯科技工士が精魂込めて入れ歯をつくろうとしても、いいものはできません。

正確な型どりはとても難しく、大切なプロセスです。本来なら、気泡ひとつも許されないものです。

ところが、印象採得の際に、気泡が入ってしまったり、固まるまでにずれてしまったりとうまくいかないこともよくあります。一度で完璧な採得ができることはほとんどないといってもいいでしょう。何度も行って、やっと正しいものがとれるのです。

ちなみに、入れ歯安定剤を使っている人は、歯茎がやわらかく、ブヨブヨしているため、印象採得ができないことがあります。

入れ歯の５割は咬合採得（噛み合わせの記録）で決まる！

次に、入れ歯をつくるときに最も大切な「咬合採得」です。

これは上下のあごの位置関係を決めるために行う「噛み合わせの記録」です。

入れ歯づくりの決め手を数字であらわすなら、この咬合採得（噛み合わせの記録）が50％、印象採得（歯の型どり）が30％、これですでに80％です。残りの20％が技工作業や調整です。

32ページでもお伝えしたように、咬合採得は体を倒した、仰向けの状態で行ってはいけません。あごの位置が変わってしまうからです。きちんと体を起こして、顔を正面に向け、背筋をまっすぐにして計測します。リラックスした状態で行うことも大切です。

そして、身体が求める噛み合わせになるよう、前後・左右・上下と、精密に計測していきます。

このときに大事なのは、歯科医師が患者さんのあごの位置を誘導することなく、患者さん自らの「神経筋機構」の働きで採得を行うことです。これは患者さん自身がそのときの身体の状態に応じたあごの位置を決定することです。

神経筋機構は、中枢神経と末梢神経によって筋が調節され、反射的に身体の位置や運動を精密に、また目的にかなった制御をするメカニズムのことです。この働きによって、人間は咀嚼や嚥下、呼吸、発音、姿勢維持などの機能を最もストレスが少なく、

図22　咬合採得は姿勢が重要

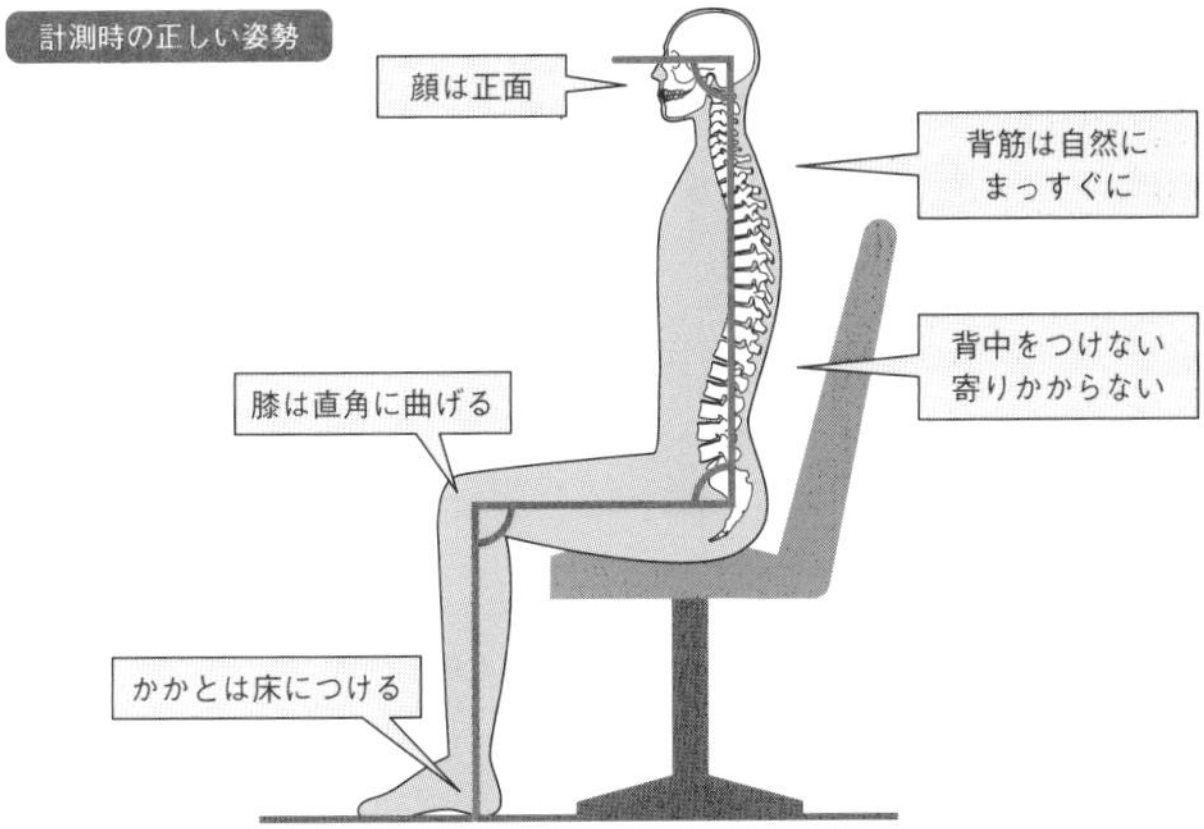
計測時の正しい姿勢
顔は正面
背筋は自然に
まっすぐに
背中をつけない
寄りかからない
膝は直角に曲げる
かかとは床につける

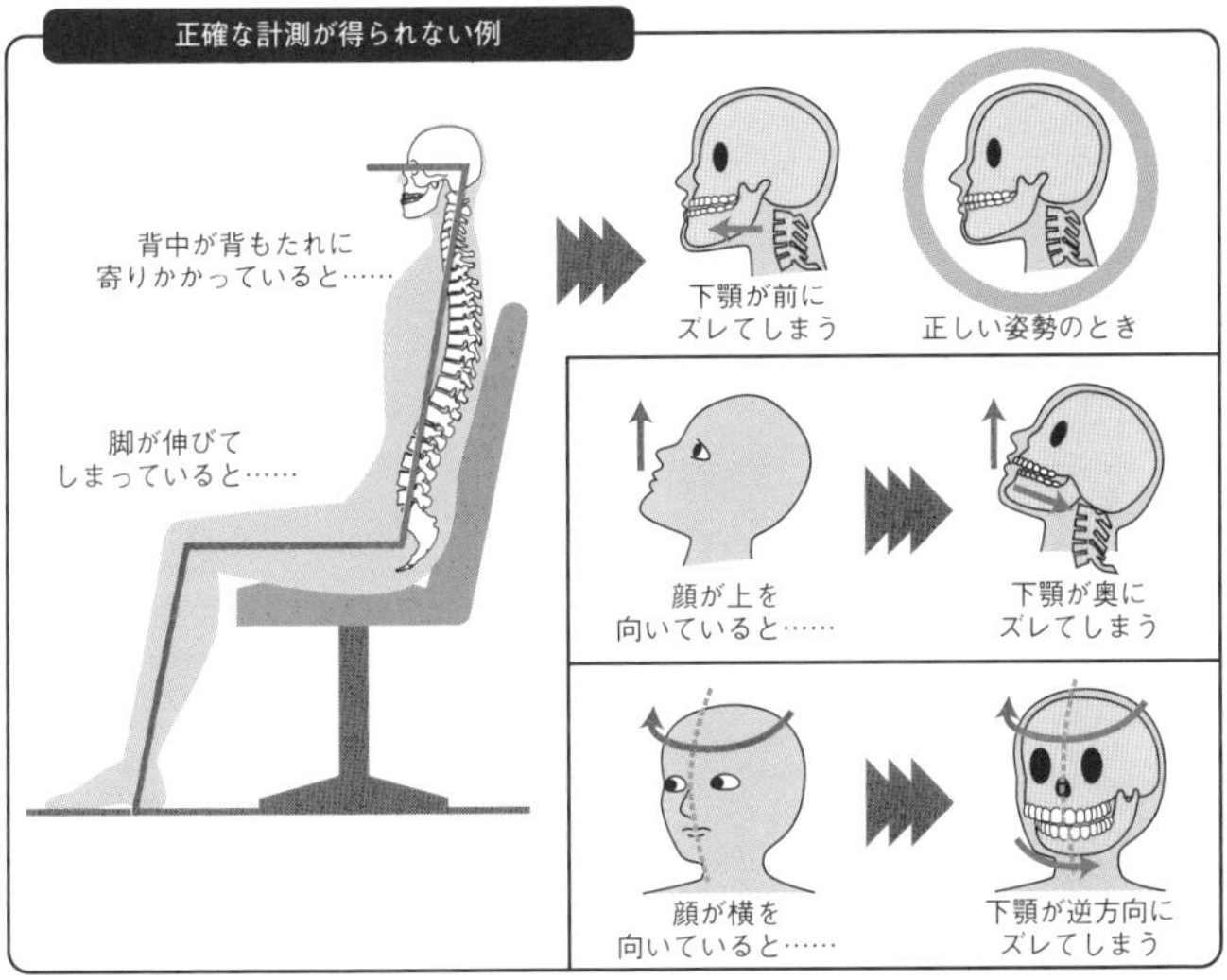
正確な計測が得られない例
背中が背もたれに
寄りかかっていると……
脚が伸びて
しまっていると……
下顎が前に
ズレてしまう
正しい姿勢のとき
顔が上を
向いていると……
下顎が奥に
ズレてしまう
顔が横を
向いていると……
下顎が逆方向に
ズレてしまう

自然にできるようになっているのです。

咬合採得のテクニックには、下顎安静位法、顔面計測法、タッピング法、咬筋触診法、最大咬合力測定法など、さまざまなものがありますが、それぞれの方法を単独で実行しても、2次元の位置は決まっても、縦・横・高さの3次元的なあごの位置は求められません。ですから、咬合採得は一連の流れで複数のテクニックを同時進行的に用いることが、患者さんが求める3次元的なあごの位置を決定するポイントになります。

咬合採得はよい入れ歯ができるかどうかの50%を左右する大切な工程です。ですからとても神経を使いますし、再現性があり、痛みがまったくない、ひとつの3次元的位置を決定するために時間をかけて行います。短くても30分、長ければ90分ほどです。そこまでやるのは、入れ歯づくりに精密な咬合採得が欠かせないからです。うまくいかなければ、もちろん何度でもやり直しです。

しかし、保険診療では咬合採得はそこまで入念に行おうとしません。ですから、決め手の5割を占める咬合採得がうまくいかないまま、入れ歯がつくられてしまうことが多いのです。保険の枠を超えた自由診療であれば、納得するまで何度でもやり直しができます。

入れ歯治療は、失われた歯や噛み合わせを身体が求める位置で一本一本再現する作業です。

精密な印象採得と咬合採得によって正確な模型をつくり、再現性のある間違いないあごの位置関係で、もともとの歯を推測したうえで歯を一本一本並べていき、理想的な歯並びをつくるのです。

入れ歯づくりの８割を占める印象採得・咬合採得がいい加減だと、歯科技工士側で「これではきちんとした歯はつくれない。じゃあ、適当でいいや」ということもありえます。そうなると、完成したもともと合わない義歯を歯科医師がなんとか削って、無理やり入れてしまうという処置になります。これではいい義歯になるはずがありません。

実際の技工作業では、それぞれの歯の力点がきちんと合っているかどうかが非常に大切です。模型上で上下の歯がきちんと噛み合っていたとしても、実際の身体に合っていなければ意味がありません。入れ歯は口腔内で違和感なくぴったり合っているという装着感だけでなく、３次元的に身体の求める位置にあることがとても大切になるのです。

第4章

一生おいしく、楽しく暮らすために

～生体共鳴義歯、MTコネクター～

合わない入れ歯は入れ歯じゃない！

みなさんの中には、これまで何度も入れ歯をつくってきたという人もいるのではないでしょうか。

合わなくなった入れ歯が引き出しの中にいくつも転がっている……なんていう人も少なくないようです。それだけ、入れ歯が合わなくて悩んでいる患者さんが多いということなのでしょう。

こんなことが起こるのも、入れ歯が保険で安くつくれるからでしょう。安かろう、悪かろうの入れ歯づくりでは、決していいものはできません。

「入れ歯がはずれやすくて困っている」「はめているだけで痛みがある」「うまく噛めずに食事が楽しくない」「発音がしにくい」……。

このように、入れ歯に関する悩みはたくさんあります。また「バネが見えるのが嫌だ」「入れ歯だと知られたくない」といった、審美的な悩みもあります。

入れたはじめから話しにくい入れ歯、噛むと痛い入れ歯、硬いものが噛めない入れ歯、違和感がある入れ歯……このような入れ歯は論外です。

入れ歯によって痛みや違和感がある状態では、十分に噛むことができません。そうすると、歯茎がどんどんやせてしまいます。

よく「年をとると歯茎がやせるのは当然」などといわれますが、年のせいなんかではありません。おかしな入れ歯が入っているから、歯茎がどんどんやせてしまうのです。歯が抜けてしまっても、きちんと義歯で補えば、健康な歯茎や正しい噛み合わせは保てるのです。

ですから、「入れ歯だから食べられないものがあるのはしかたがない」なんていうのは嘘です。入れ歯はオーダーメイド品ですから、不具合なく噛めることが大前提です。そんなことをいう歯医者さんがいたら、不完全なものを患者さんに提供しているということになります。

見た目も自然で違和感がなく、発音になんの影響もなく、なんでも噛めて、食べられて、唾液の分泌も十分促してくれる。これが本来の入れ歯です。

しかも、歯や噛み合わせというのはみなさんの身体と深くつながっているものです。患者さんにとって最も大切な健康に大きな影響があるのです。合わない入れ歯によって噛み合わせが維持されず、健康に悪影響を及ぼすなんて、言語道断です。

不具合のある入れ歯は、当然噛み合わせがよくありません。それだけでも、健康には悪影響です。

しかも、うまく噛めないことによって消化が悪くなり、胃腸の不調や病気につながるかもしれません。うまく話せなければ、人とコミュニケーションがとれないという社会的な問題も生まれます。

こうした悩みに答えるために私（宮野たかよし）が開発したのが、本章で紹介するMTコネクター®です。

本当にいい入れ歯をつくるために

ぴったりとフィットして、自分の歯のように違和感がないこと。

なんでもおいしく食べられること。

スルメでもピーナッツでもおせんべいでも、躊躇なく噛めること。

発音しやすく楽しくおしゃべりができること。

しかも見た目にも美しく自然であること。

そして一番大切な、よい噛み合わせを維持できること。


これが理想の入れ歯です。


しかし、よい入れ歯というのは残念ながら本当に少ないものなのです。私（宮野たかよし）は入れ歯をつくりはじめてから約半世紀になりますが、これまで合わない入れ歯で苦しみ、我慢を重ねている患者さんをたくさん見てきました。

その理由は、第3章で書いたように、いい入れ歯をつくる歯科技工士と、それを調整する歯科医が両方揃って入れ歯づくりにあたることが少ないからです。

本来入れ歯というのは、歯科医師と歯科技工士が一人ひとりの患者さんとしっかり向き合い、時間をかけてていねいに、患者さんと一緒につくっていくものです。

痛い、はずれる、話しにくいなど、患者さんの悩みを解決するため、２００４年、私は生体に調和した快適義歯ＭＴコネクター®（略称ＭＴＣ®・特許取得名称「人工歯複合体の製造方法」）を開発しました。開発後も歯科医師と歯科技工士が同じ場所で働いてこそよい義歯ができると考え、これまでの歯科技工所に歯科医院を併設し、歯科医師とともにＭＴコネクターの臨床を行ってまいりました。

２０１３年10月には組織を発展させ、「一般社団法人ＭＴＣ歯科臨床研究会」を設立しました。目的は、これまでたくさんの患者さんと向き合い、数多くの入れ歯製作で経験した「噛み合わせと身体への影響」の実証です。これが第１章で説明した、歯身一体です。

生体共鳴義歯「ＭＴコネクター®」とは

ＭＴコネクター®はブリッジやインプラント、従来の入れ歯とはまったく異なる、歯を失ったときの第４の選択肢です。

可撤式（取りはずしができること）であるという点から、入れ歯の仲間ではあるのですが、一般的な入れ歯とは明らかに違います。進化した入れ歯といえるのかもしれません。

ＭＴコネクターには、従来の部分入れ歯のようにクラスプ（金属のバネ）や小引っ

写真　MT コネクター見本

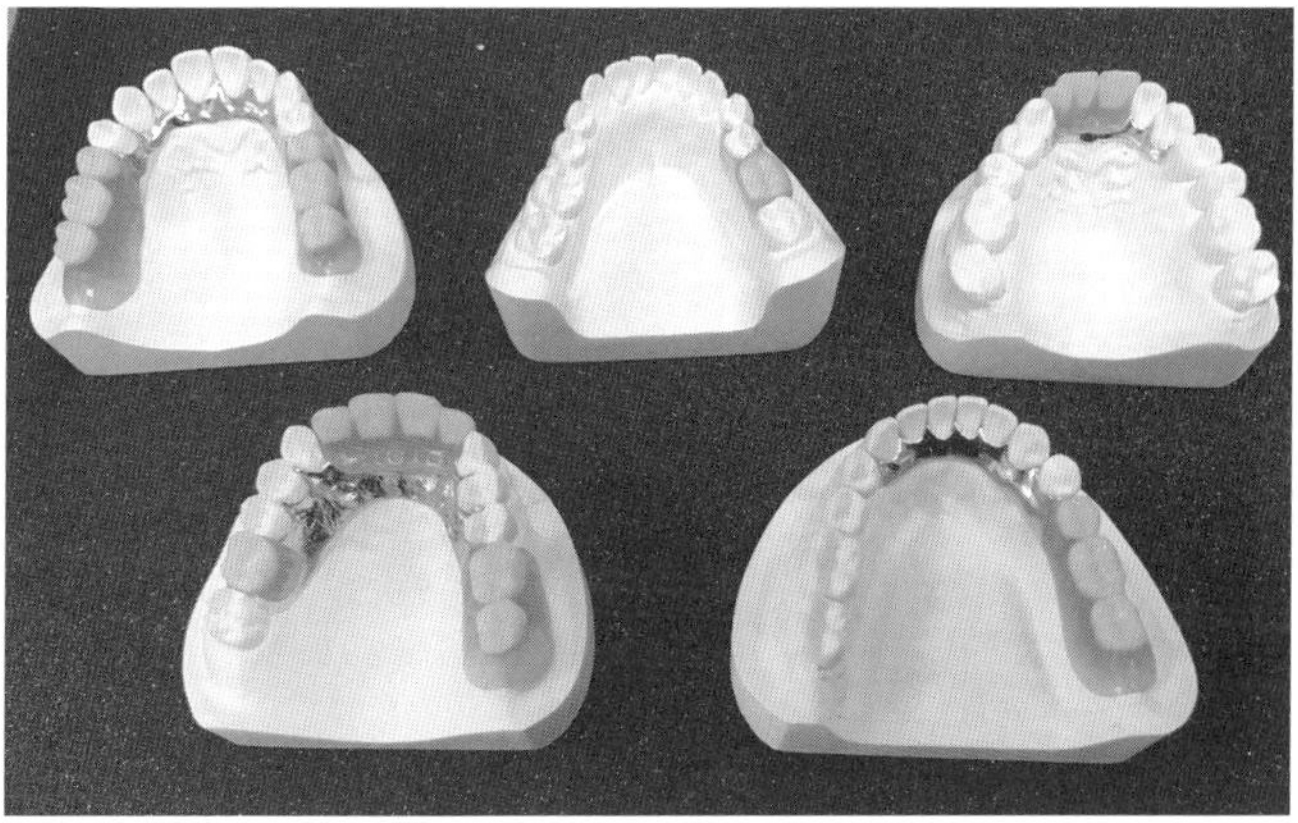

かけがありません。また、違和感を生じる入れ歯特有の分厚い床という悩みもありません。

「本当にそんな入れ歯があるの？」「いったいどういう仕組みになっているの？」とよく驚かれます。

ＭＴコネクターは、従来の入れ歯のような不安定さはなく、一体感があるためしっかりと噛むことができます。

安定という意味ではブリッジと共通点がありますが、ブリッジのように両側の健康な歯を削る必要はありません。健康な歯が1本でも残っていれば対応できます。

ＭＴコネクターのメリットを、以下に簡単にあげてみます。

ます。

●よく噛める

後述するピーナッツチェック®、スルメチェック®で、確実に噛めることを保証します。

●身体を改善する働きがある

一般的な入れ歯は「歯牙粘膜負担性義歯」です。残っている歯を支えにして入れ歯を固定します。そのため、残存歯に負担がかかります。

ブリッジも同様です。欠損した歯の両側の歯を削って、橋渡しするようにして義歯を装着するため、どうしても残存歯に負担がかかります。

対してMTコネクターは、「完全粘膜負担性義歯」です。みなさんの歯茎にぴったりと合っているため、口の中の粘膜を利用して入れ歯を装着できるのです。一旦装着してしまえば、第2章で説明したクラスプ、レストがないので、残存歯にはいっさい負担をかけません。ですから、残っている歯は長持ちし、粘膜（歯茎）は噛んでいくうちに強く、丈夫になっていきます。

残存歯に負担をかけずよい噛み合わせを維持することで、身体に歪みが蓄積せず、身体を改善する働きがあります。

●審美性に優れている

外から金属が見えないため、入れ歯だと気づかれることはありません（口を大きく開けても、入れ歯だということはほぼわかりません）。また、一人ひとりに合わせた人工歯の色や形、大きさ、歯並びによって、見た目が美しく、自然です。

●装着性がよい

歯に引っかけるクラスプがないため、締めつけ感がありません。分厚く大きな床もないため、入れ歯がベターっとくっついているような感覚もありません。装着していることを忘れるほど違和感がありません。

●リスクが低い

ブリッジのように健康な歯を削る必要がありません。もちろん、インプラントのような手術も必要ありません。

また、従来の部分入れ歯のようにクラスプを引っかける必要がないため、健康な歯を痛めることもありません。

●使い方・手入れが簡単で、メンテナンス性に優れる

欠損した部分にはめるだけなので使い勝手がよく、手入れも簡単です。合わなくなったら、人工歯、床、フレームの部品を交換したり、修理することで末長く使用することができます。


逆に、デメリットを考えてみます。

違和感がなさすぎてはずすのを忘れてしまい、そのまま寝てしまうことはあるでしょう。装着したまま寝てしまうと、万が一飲み込んでしまう恐れがあるので、これだけは気をつけてください。

また、身体と一体となる入れ歯ですから、身体に変化が生じると、痛みが出たり、はずれやすくなったり、噛みにくくなったりします。このような身体と噛み合わせが

一体となっていない証があらわれやすいことはデメリットともいえますが、逆にいえば健康を保つバロメーターとしての大きなメリットともいえます。

なぜ、バネも小引っかけもないのにはずれないのか

MTコネクター®には、金属のバネや小引っかけがありません。それなのに、なぜぴったりと装着でき、はずれないのでしょうか。

口の中には、ある決まった角度、決まった方向から入れればはまるけれど、一度入れたらその角度・方向からでないとはずれないという引っかかりのようなところがあります。装着するとき、はずすときには〝知恵の輪〟のような動きをしますので、どんなに食べたり話したり笑ったりしてもはずれてしまうことはありません。少しコツがいりますが、慣れてしまえば簡単に着脱できます。

正しい噛み合わせを把握し、咀嚼の動きや歯茎の形状などを計算して設計されているからこそ、バネや小引っかけがなくてもはずれることがないのです。

極限まで薄く、小さな床だから違和感がない

ＭＴコネクター®は、人工歯にわずか０・35ミリという薄さの金属のフレームとプラスチックの床がついた入れ歯です。

０・35ミリの薄さを可能にしたのは、品質と安全性が世界中で評価されているドイツＢＥＧＯ社のウイロニウムプラス、ウイロニウムＥＸ（エクストラハード）という素材です。これはコバルトとクロムの合金で、０・35ミリの薄さにまで伸ばすことができます。

入れ歯で最も違和感を感じるのは、あの分厚くて大きな床とフレームの部分です。ＭＴコネクターは従来の入れ歯の土台となっていた床の部分を最小限にすることで、装着時の「入れ歯をはめている」という違和感をなくすことができました。

食べ物の温度は味覚に大きく影響するため、金属を薄く加工するほど、口腔内や舌で感じる味覚に違和感がなくなっていきます。そのため、自分の歯と同じように食べ物をおいしく感じることができるのです。

歯科技工所がウイロニウムプラスを扱うには、ドイツBEGO社の厳しい審査に合格してIWC（インターナショナル・ウイロニウム・サークル）という資格を取得することが必要です。理想的な入れ歯をつくるために、私（宮野たかよし）もドイツまで出向いて資格を取得しました。

入れ歯で一番大切なのは「噛み合わせ」

MTコネクター®は、たくさんの患者さんから「バネがない」「違和感がない」「見た目が美しい」といった高い評価をいただいています。

これらのメリット以上に私たちが大切にしているのは、本書でこれまで述べてきた「噛み合わせ」です。これがMTコネクターの肝といってよいでしょう。

MTコネクターは、第1章で紹介した噛み合わせについて、入念に考えてつくられています。

これまでの経験から、噛み合わせが私たちの体と一体であるという確信があります。MTコネクターで常に身体が求める噛み合わせに調整することで、患者さんの体を改善することができればという思いで、義歯をつくり、調整しています。

「違和感がない」「しっかり噛める」「おしゃべりしやすい」といった点は、日々の快適な生活に直結します。しかし、これらはオーダーメイドの入れ歯としては当たり前のことです。

私たちが何よりも大切に考えているのは噛み合わせであり、噛み合わせによって全身のバランスを整えていくことです。

全身のバランスは、筋骨格系だけではありません。神経・内分泌系、血液のバランス、心のバランス、東洋医学でいう経路のバランス、波動、気まで含みます。

正しい噛み合わせを維持することで、患者さんの健康を守る。

こうあるべきと考えています。

ＭＴコネクター®は、患者さん一人ひとりの口腔内の状態にぴったり合うようにつくられています。だからこそ、自分の歯のように装着でき、はずれることがないのです。

そして、噛み合わせというのは、常に現在のあなたの身体に合った、身体が求める位置でなければなりません。ここがとても大切です。身体が求める噛み合わせであることで、MTコネクターはその力を発揮できるのです。

MTコネクターが快適に装着できているということは、噛み合わせが身体と一体となっていることの証拠でもあります。

寸分の狂いもなく、ぴったり合っているからこそ、噛み合わせに変化が起こると、MTコネクターがゆるくなったりすることがあります。口腔内に負担をかけずに装着できているために、噛み合わせの変化によって微妙なズレが出てくるのです。

歯と身体は一体ですから、噛み合わせが変わったということは、身体に負担がかかっていたり、逆に身体の歪みが軽減したり、なんらかの変化があったということになります。MTコネクターが体調のバロメーターにもなるのです。

これがMTコネクターは生体共鳴義歯であるというゆえんです。

MTコネクターに不具合を感じたら、現在のあなたの身体に合うように調整しましょう。

治療義歯の大切な役割

ＭＴコネクター®の入れ歯治療は、必ず2段階の過程を経て、完成までもっていきます。金属の本義歯、そして完全にプラスチックでできた治療義歯です。治療義歯は、本義歯を入れる前に、口の中の状態を改善し、噛み合わせの調整をするためのものです。

入れ歯を入れる前は、長年の噛み合わせによって、身体に歪みがある状態です。いきなり本義歯を入れたら、歪みを解消するどころか、よけいひどくしてしまう可能性さえあります。ですから治療義歯はとても大事なプロセスです。

その役割は、大まかに3つあります。

①審美性の確保
②歯茎の改善
③咬合（噛み合わせ）の改善

※よく噛める、発音がよい、味覚がよいというのは本義歯の特長になります。

たとえば前歯を抜歯した人は、社会生活を送るためにすぐに見た目を確保しなければいけません。ですから抜歯した翌日に治療義歯を入れてあげることが必要です。これが①審美性の確保です。

また、同じく抜歯したり、ブリッジのダミーの歯（ポンティック）をカットしたり、歯周病がある人は、歯茎がブヨブヨしています。この状態でいきなり金属の本義歯を入れてしまうと、歯茎がすぐに変化して、とたんに合わなくなります。ですから本義歯を入れる前に、できるだけ歯茎を健康な状態に戻して固めることが必要です。これが②歯茎の改善です。

③咬合の改善について、わかりやすく単純に説明すると次のようになります。

たとえば右の歯が欠損して左の歯でばかり噛んでいた人は、右側のあごの筋肉が弱っています。そこで治療義歯を入れて右でも噛めるようにすると、だんだん右側の筋肉がついてきて、あごの歪み、そして全身の歪みが治っていきます。同時に歯茎もしまって、本来の健康な状態に戻っていきます。

図21　MT コネクターの治療の流れ①（初診〜治療義歯期間）

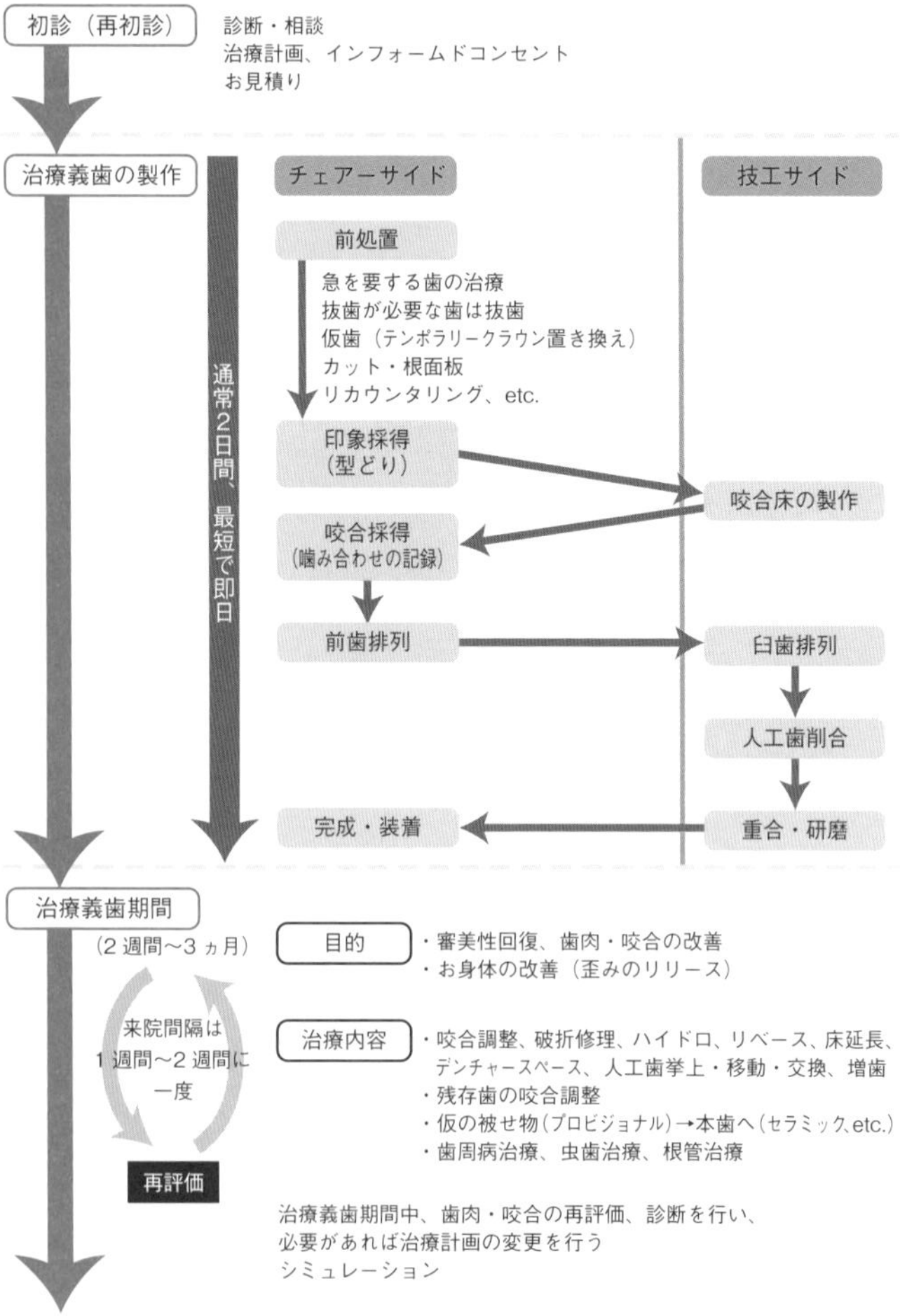

初診（再初診）
診断・相談
治療計画、インフォームドコンセント
お見積り
治療義歯の製作
通常2日間、最短で即日
チェアーサイド
技工サイド
前処置
急を要する歯の治療
抜歯が必要な歯は抜歯
仮歯（テンポラリークラウン置き換え）
カット・根面板
リカウンタリング、etc.
印象採得
（型どり）
咬合床の製作
咬合採得
（噛み合わせの記録）
前歯排列
臼歯排列
人工歯削合
完成・装着
重合・研磨
治療義歯期間
（2 週間〜3 ヵ月）
来院間隔は
1 週間〜2 週間に
一度
再評価
目的
・審美性回復、歯肉・咬合の改善
・お身体の改善（歪みのリリース）
治療内容
・咬合調整、破折修理、ハイドロ、リベース、床延長、
デンチャースペース、人工歯挙上・移動・交換、増歯
・残存歯の咬合調整
・仮の被せ物（プロビジョナル）→本歯へ（セラミック、etc.）
・歯周病治療、虫歯治療、根管治療
治療義歯期間中、歯肉・咬合の再評価、診断を行い、
必要があれば治療計画の変更を行う
シミュレーション

図22　MTコネクターの治療の流れ②（本義歯製作～メンテナンス）

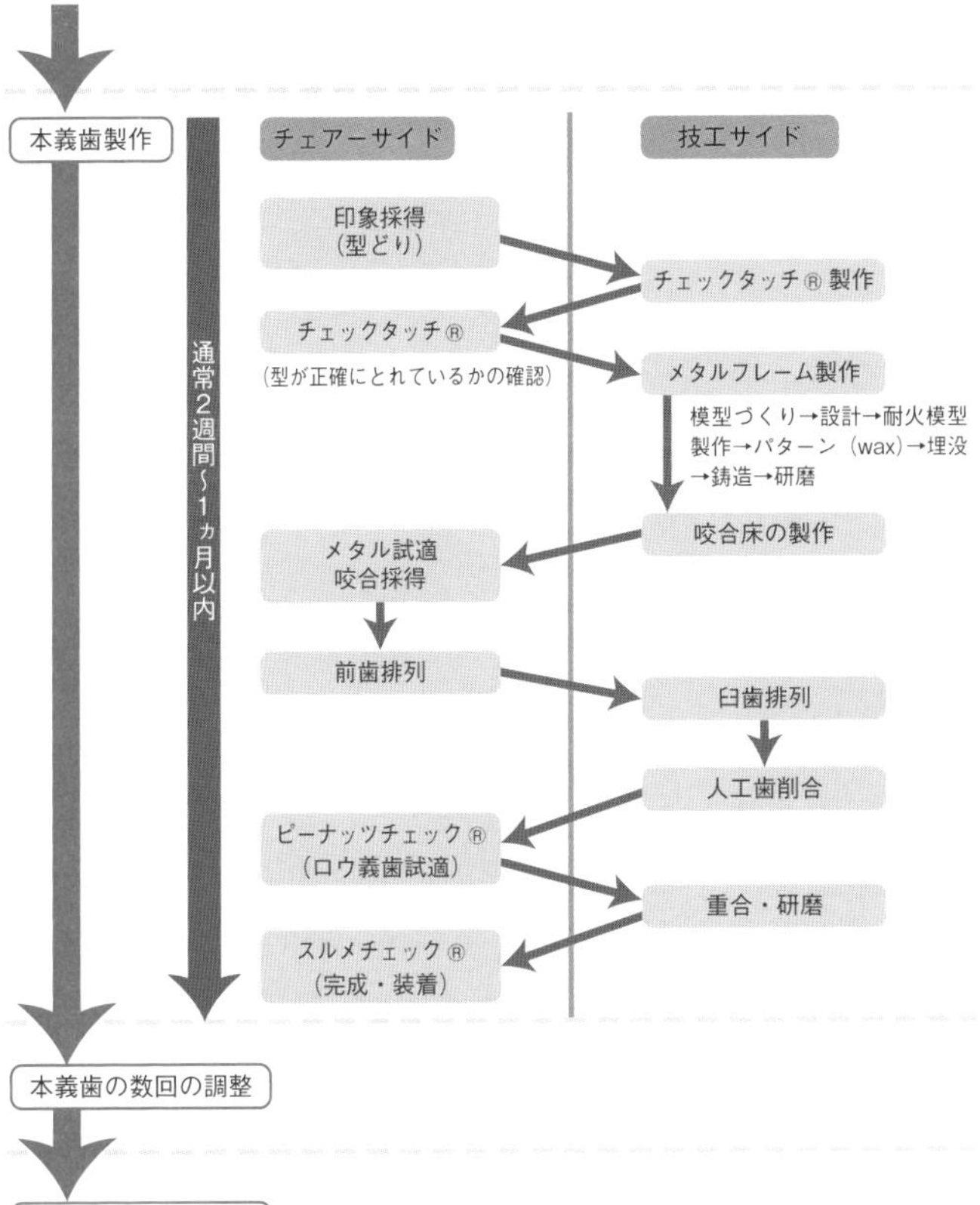

メンテナンス期間
（最低でも3ヵ月に一度）

・義歯と口腔内・お体のメンテナンス
　基本的には口腔内クリーニングと咬合調整、お身体の波動測定・調整
　生体共鳴義歯（BioResonance Denture）
・必要に応じて、入れ歯の技工メンテナンス（172～189ページ）
・残存歯の治療が必要になったときは、本義歯に合わせて治療する
（歯周病治療・虫歯治療、抜歯、根管治療、かぶせの治療、etc.）

これらの理由から、本義歯を入れる前に、まずは現在の身体に合った治療義歯を装着していただきます。

治療義歯をはじめて装着したときは「噛める」と思うのですが、2～3日たつと身体が求める噛み合わせが変わるので、その時点で痛みや義歯のヒビ、破折などが起きて、うまく噛めなくなります。それは歪みを改善するための大切な経過、必要なステップだと考えてください。

問題が起きた時点で来院していただき（来院間隔は、はじめの1ヵ月間は1週間おきであることが多いです）、再度修理・咬合調整した治療義歯を入れます。

大切な治療義歯の調整期間

治療義歯の調整期間中は、身体と噛み合わせが一体となるための大切なプロセスです。必ずいい状態になって帰っていただきます。

身体と噛み合わせが一体となることで、身体は自然治癒力の働きでもっとよくなろうとします。するとまた、身体が求める噛み合わせが現在の噛み合わせでなくなり、

図23　歪みの改善＝治療義歯

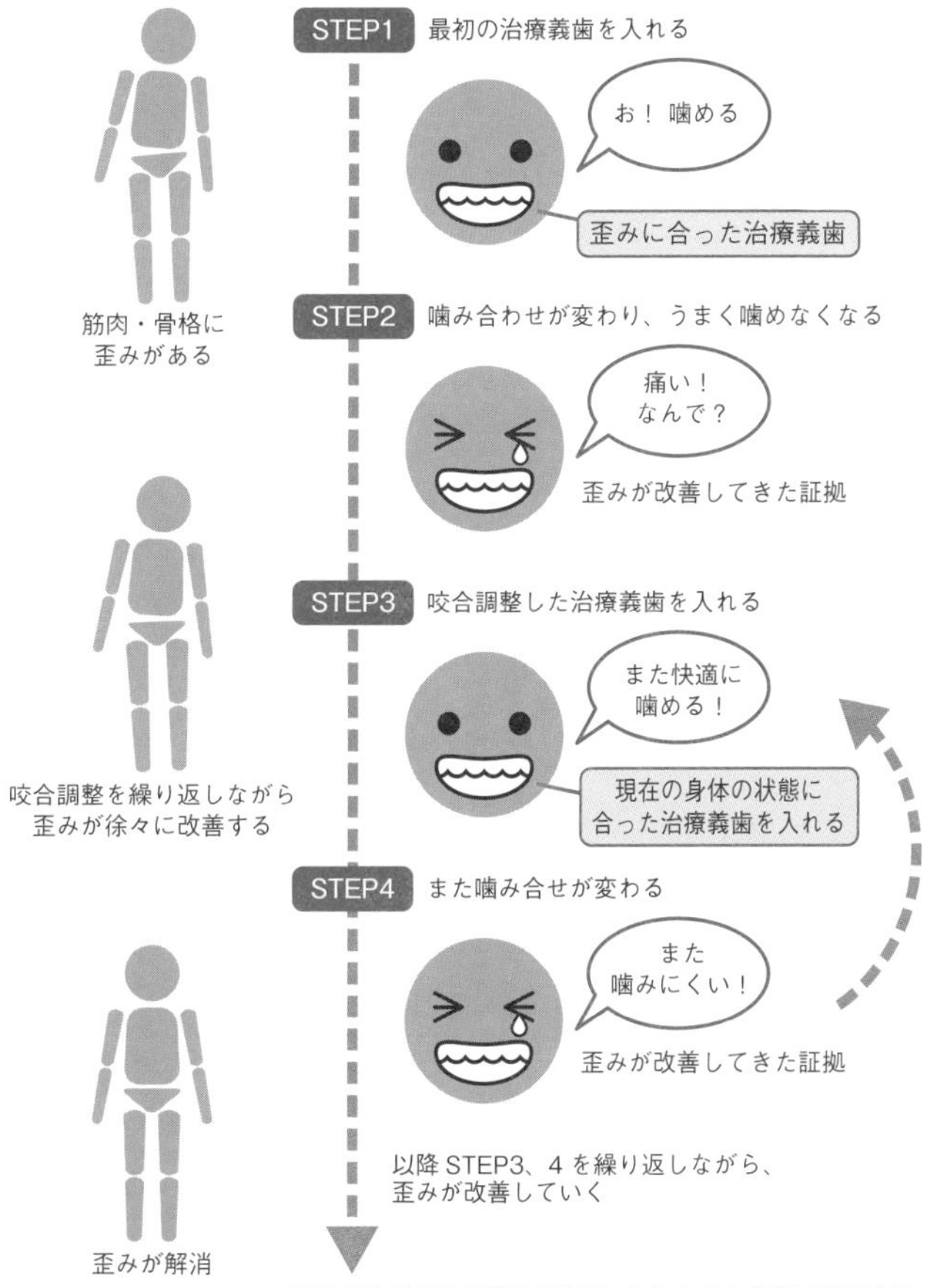
STEP1　最初の治療義歯を入れる
お！ 噛める
歪みに合った治療義歯
筋肉・骨格に
歪みがある
STEP2　噛み合わせが変わり、うまく噛めなくなる
痛い！
なんで？
歪みが改善してきた証拠
STEP3　咬合調整した治療義歯を入れる
また快適に
噛める！
現在の身体の状態に
合った治療義歯を入れる
咬合調整を繰り返しながら
歪みが徐々に改善する
STEP4　また噛み合せが変わる
また
噛みにくい！
歪みが改善してきた証拠
以降STEP3、4を繰り返しながら、
歪みが改善していく
歪みが解消

歪みの改善が治療義歯の役割。これから本義歯に移行する
59ページの「図7 咬合と身体は常に一体」も参照

MTコネクター®作品集（すべて宮野敬士 作）

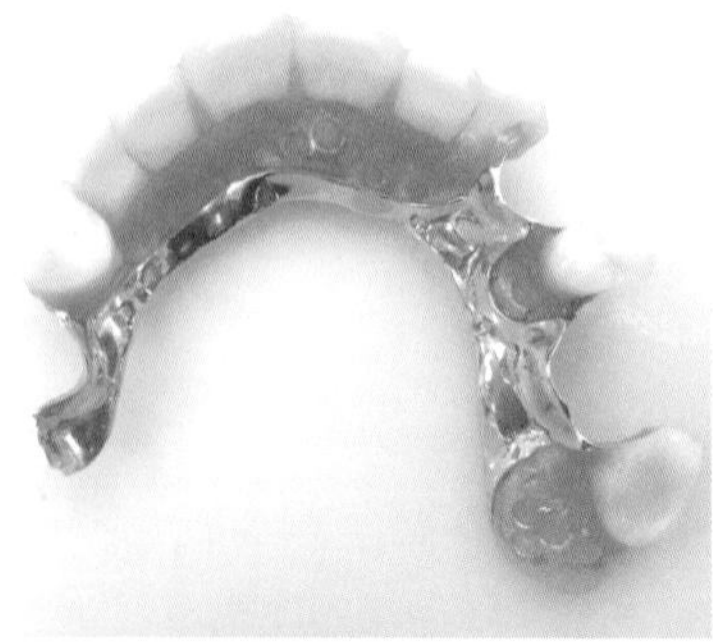
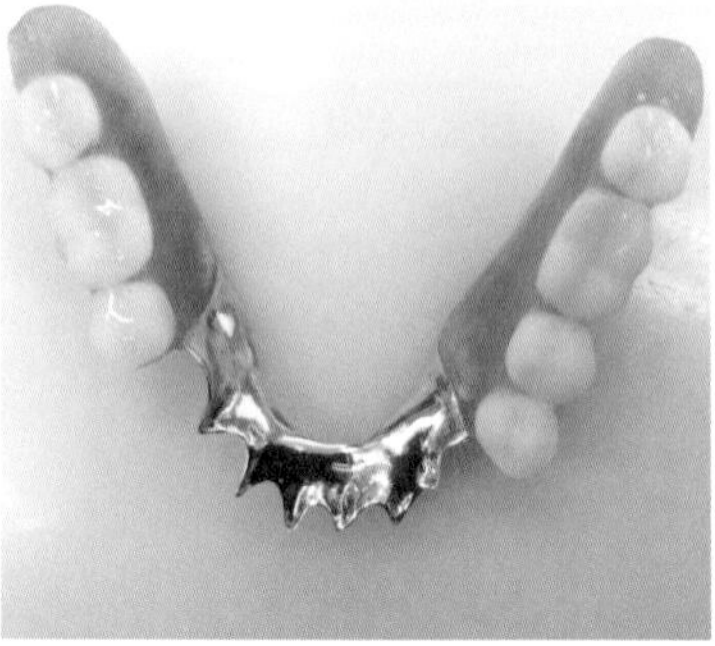
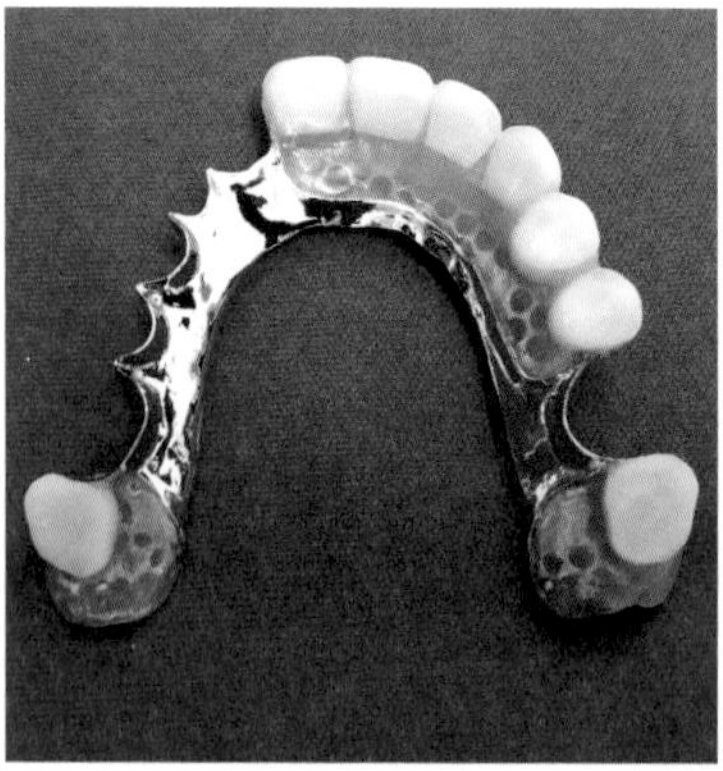
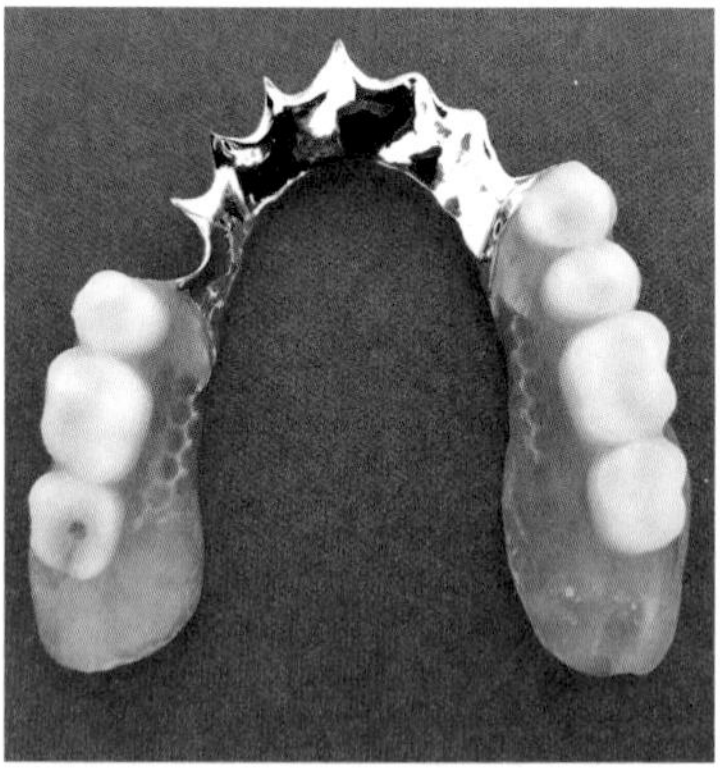
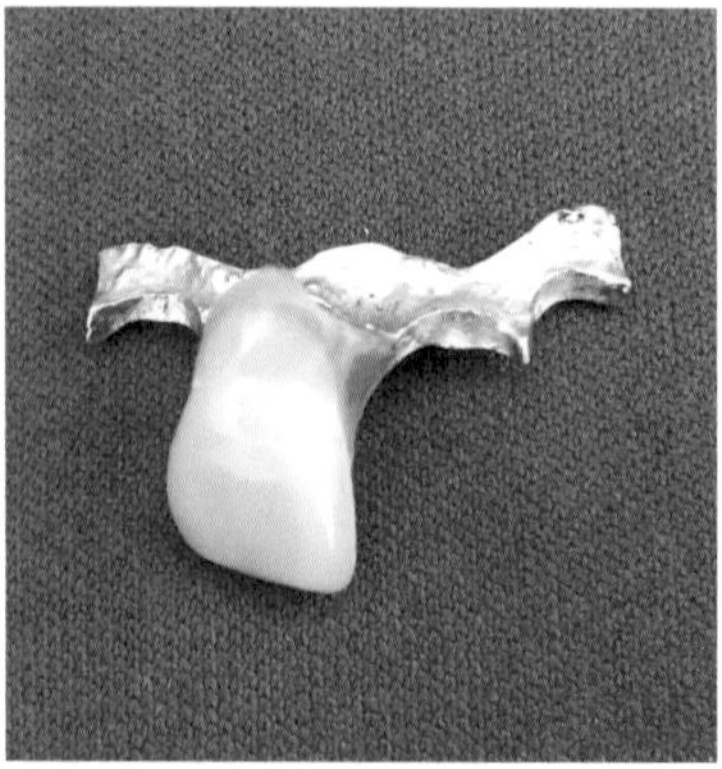
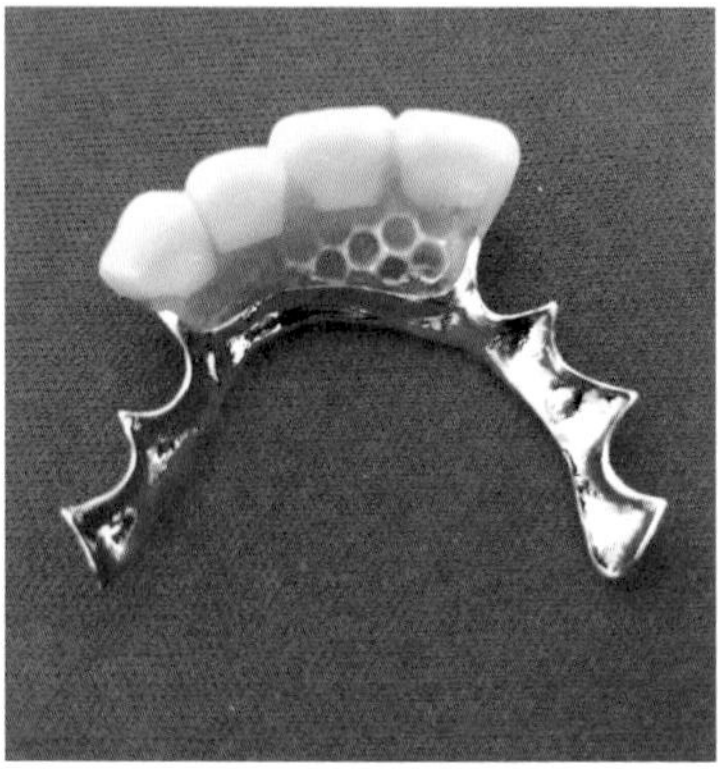

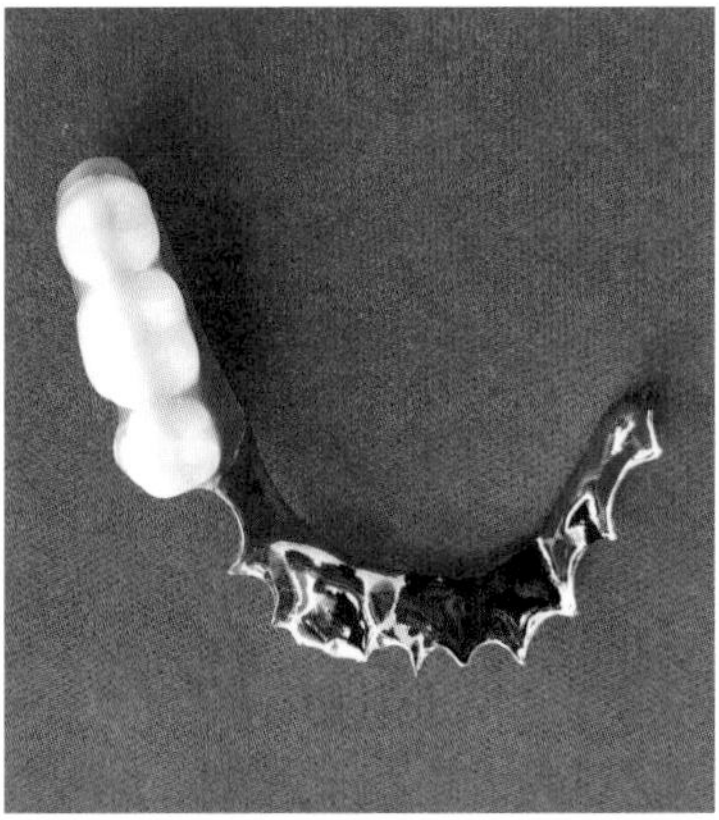
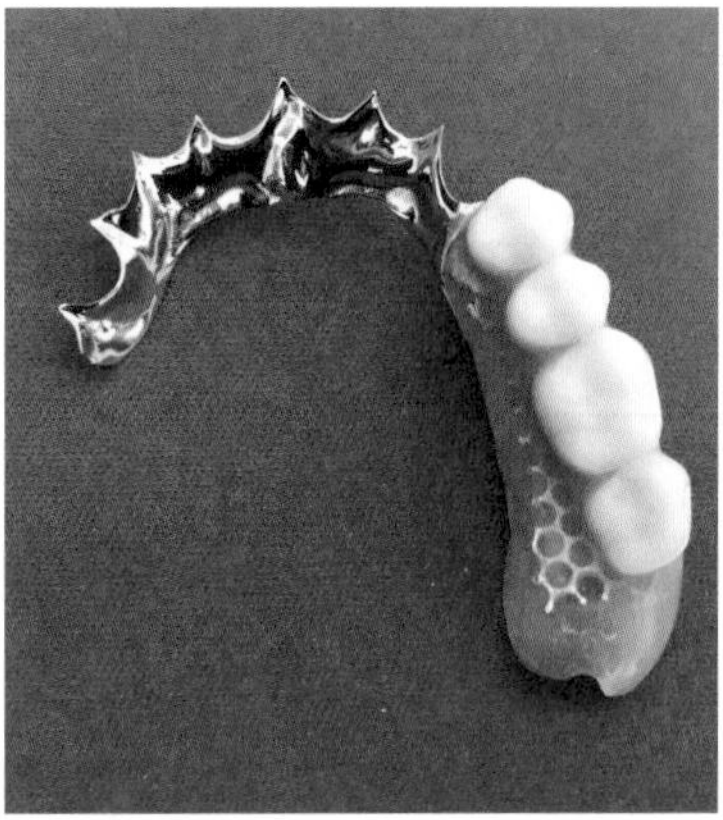
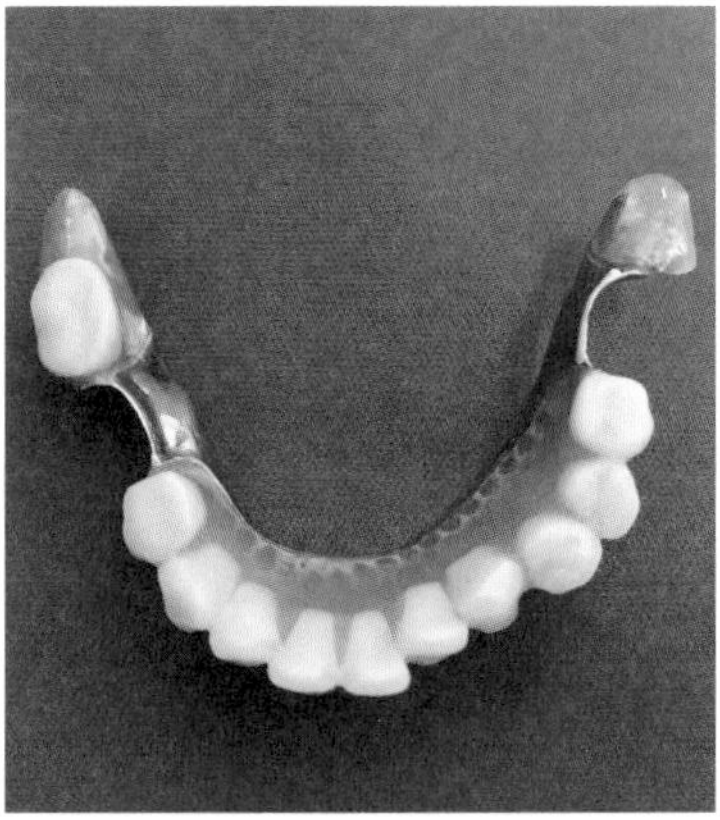
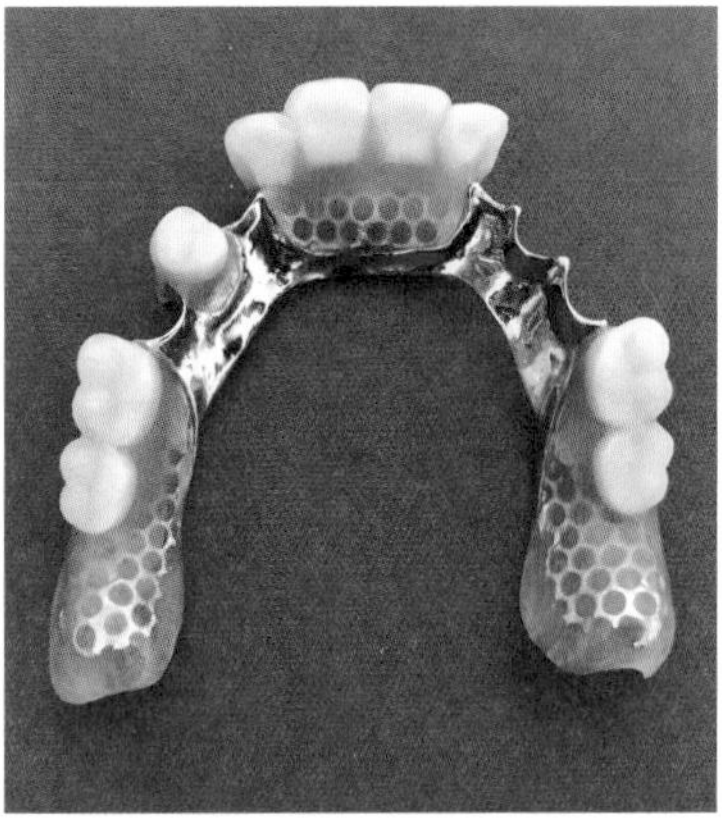
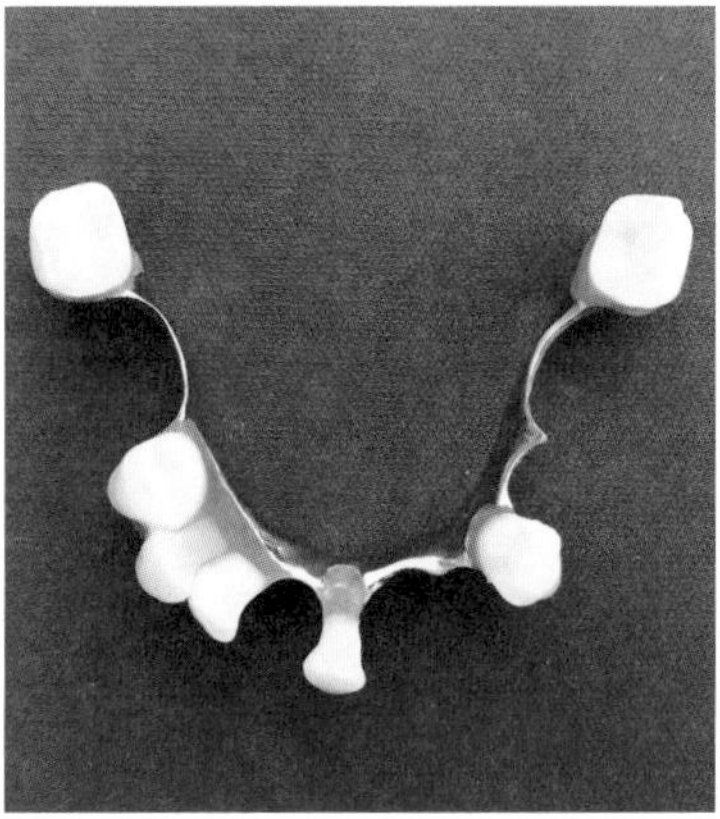
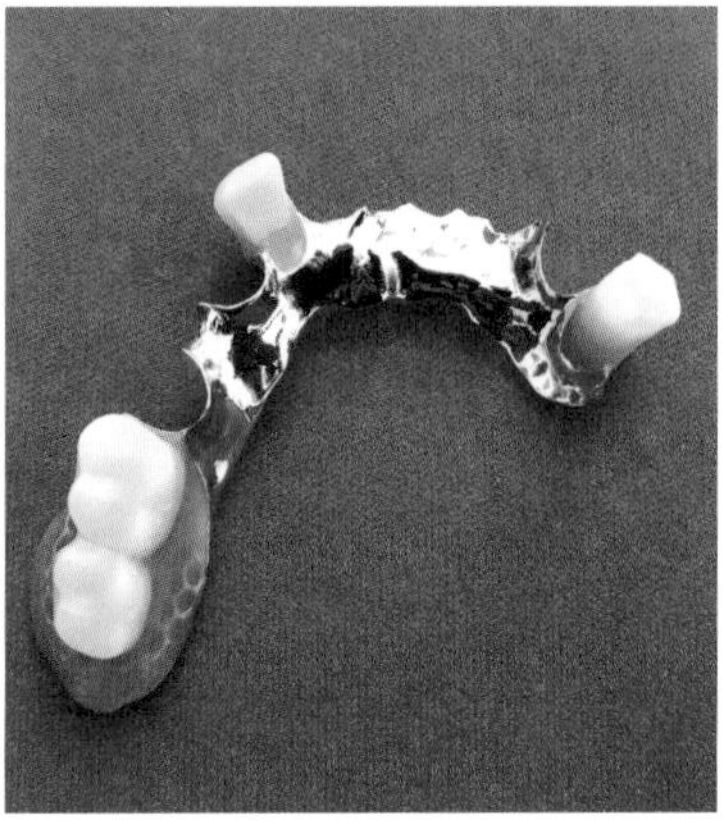

不具合が生じるのです。その時点でまた来院していただき、調整します。

このように、身体と一体となるように繰り返し治療義歯を調整することで、体の歪みは解消されていきます。それにともない、義歯の不具合も出なくなり、だんだん硬いものも噛めるようになってきます。

図24の1～4まで噛めるようになれば、だいたい歪みが解消されてきていますから、ここではじめて本義歯を入れます。

治療義歯の製作スケジュールは、前処置（抜歯や虫歯治療）→印象採得（型どり）→咬合採得（噛み合わせの記

図24　治療義歯と本義歯の咀嚼能率の違い

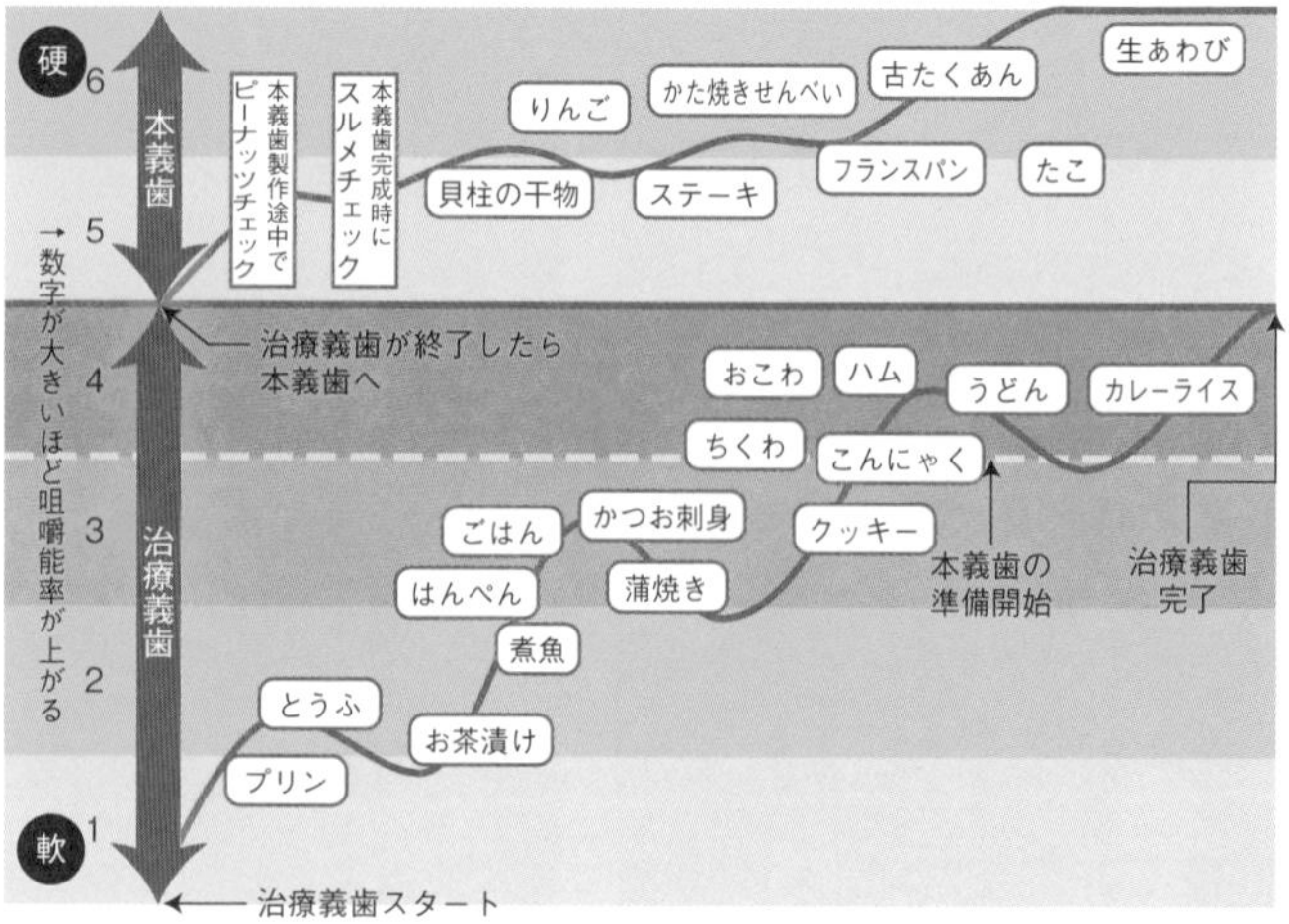

録）→前歯排列までが1日目、その翌日にセットとなります。小さいケースの場合、型どりからセットまで1日、つまり即日で仕上げることも可能です。

ただし年齢や体力、その人の置かれている社会的状況によってスケジュールが異なってくることも付け加えておきます。

私たちがなぜ、これほどまで治療義歯作成のスピードにこだわるかですが、それは患者さんの要望に応えるためというのももちろんあります。ですが、そのほかにも2つほど理由があります。

ひとつめは、型どりからセットまでの期間が長いと、身体がその間に変化するため入れ歯がぴったり合わなくなるという理由です。

もうひとつは、抜歯してすぐに適切な力を歯茎にかけないと、歯茎はどんどんやせてしまい、完全に治ったときには入れ歯製作にとって不利な状態になってしまうからです。

通常であれば、抜いたところにすぐに入れ歯を入れるのは痛くないかと不安になると思います。ですが上手に抜歯したあとに適切な負荷がかかることで、痛みはほとんど発生しませんし、治りも早く、歯茎の幅が保たれた状態で、入れ歯製作にとって有利な形で治っていくのです。

抜歯してすぐに治療義歯を入れることで、歯茎の減りをストップすることができます。減った歯茎はもとに戻らないので、できるだけ早く治療義歯を入れなくてはいけません。

治療義歯で噛み合わせの調整等をする期間は、２週間～３ヵ月程度です。じっくりと歪みを取り除き、身体本来の機能を取り戻したうえで本義歯に移行します。

この期間中に痛みが出たり、すぐにはずれるようになったり、薄いプラスチックですから破折することもよくあります。ですがその期間を経てはじめて、よく噛める本義歯に移行できるのです。

ですから患者さんには「入れ歯づくりは家を建てるくらいの一大事業」と考えてほしいと思います。覚悟が必要なのです。

この治療義歯の大変な時期をともに乗り越えて本義歯に移行したときの「なんでも噛めるよろこび」を味わってほしいと思っています。

これが本当の入れ歯治療なのです。

対面で前歯を並べる――MTコネクター®が美しいわけ

歯というのは、その人の印象を決めるものです。

ですから、入れ歯はその人の顔立ちまで考えてつくらなければなりません。

しかし、「入れ歯を入れたら顔の印象が変わってしまった」「鏡を見るのが嫌になった」と悩んでいる人もたくさんいます。また「金属が見えると入れ歯だとわかってしまうから恥ずかしい」という人も多いですよね。

人工歯は大きすぎたり小さすぎたり、白すぎたりしてもおかしなものです。自然な表情に見えるように、笑顔がチャーミングに見えるように、その人に合ったものを選ばなければなりません。

MTコネクター®が自分の歯のように自然で美しいのは、先にもお話ししたように、歯に引っかける金属の留め具（クラスプ）が一切ないという理由があります。もうひとつは、患者さんと対面でぴったり合う人工歯を並べていくからです。

人工歯には、色、形、大きさなど、ありとあらゆるタイプのものがあります。

その中から、一人ひとりに合ったものを選ぶのです。そういう意味でも、歯科技工士の責任は重大です。保険の入れ歯のように、患者さん本人の顔も知らずにつくられるのでは、本当に審美性のよい入れ歯はできません。

その人に合った歯の大きさは、顔の長さと幅である程度決まります。前歯の1番（中切歯）の大きさが顔の縦横の長さの16分の1くらいになっていると自然です。

歯の形は、顔が丸い人や女性は丸めの歯、顔が四角い人や男性は四角っぽい歯が自然です。

色も白っぽいもの、青みがかったもの、黄みがかったものなどさまざまですから、その人の顔色や髪の色、全体の雰囲気を考えて選びます。

また、歯の出っ張りをおさえたい、唇を厚く（薄く）見せたい、Eライン（美しい横顔）を出したいといった要望にも、多少は応えることができます。

そのためにも、前歯を並べる際はきちんと患者さんと対面で要望を聞き、一本一本その場で、患者さんの眼の前で修正を加えながら完成させていくのです。

特に前歯はその人の印象を決めるものです。治療義歯の段階で、入れ歯の見た目をたしかめることが大切なのです。それこそが本当のオーダーメイドです。

本来はありえない、ロウ義歯でのピーナッツチェック®

歯科技工士が本義歯を完成させる一歩手前の段階に、ロウ義歯というものがあります。ロウ義歯とはその名の通り、歯科用の蝋（ろうそくのロウ）で土台ができた入れ歯です。

土台がロウですから、当然やわらかく、60℃で溶けてしまいます。口の中は36℃くらいですから、ロウ義歯を装着すれば当然土台となるロウの部分はさらにやわらかくなります。

本来、ロウ義歯というのは見た目や噛み合わせをたしかめるためのもので、実際に食べ物を噛んだりすることはできません。強い力を加えたら、人工歯がはずれたり、ロウが変形したりしてしまうからです。

しかし、私たちの考えは違います。

ロウ義歯が完璧に口の中にフィットし、正しいバランスで正しく噛み合わせができていれば、身体の一部として機能するのです。

ですからロウ義歯の段階で、ピーナッツチェック®を行なっています。

この土台がやわらかいロウ義歯を装着して、患者さんにピーナッツを噛み砕いていただくのです。しかも、ロウ義歯を口腔内に入れて10分経過してからです。

ロウ義歯は歯肉部分が非常にやわらかいので、患者さんは「え？　こんなにやわらかいのにピーナッツなんて食べられますか？」とおっしゃいます。もちろん、一般的なロウ義歯では無理です。ピーナッツのような硬いものを噛んだら、途端にぐにゃりと変形してしまいます。

ところが、私たちのロウ義歯で実際にピーナッツを噛んでみると、軽い力でパリッポリッと、簡単に砕くことができます。患者さんは「あれ？　ちゃんと噛めている！」と驚かれます。もちろん、土台のロウ部分が変形していないこともたしかめていただきます。

入れ歯と身体が一体となり、歯にかかる力が完璧に作用するような噛み合わせになっているので、何の抵抗もなくピーナッツが割れ、歯茎も痛くないのです。

歯科の常識で考えれば、ロウ義歯でピーナッツを噛むなんて、絶対にやってはいけないことです。

ピーナッツチェックは、ロウ義歯が精巧につくられ、歯茎や歯によけいな力をかけないからこそできることです。噛み合わせが正確で、口にフィットしているから、硬いピーナッツを噛んでも土台のロウが変形しないのです。

本義歯のスルメチェック®で好きなものを食べるよろこびを！

ロウ義歯でのピーナッツチェック®をクリアしたら、いよいよ本義歯を入れます。本義歯では本来の口の機能を完全に取り戻していなければなりません。ここで私たちは患者さんにスルメチェック®を行います。

スルメチェックでは、次の3つのことを確認します。

①お茶を飲む↓味覚がきちんと戻ったかをチェックする
②スルメを食べる↓すりつぶす機能をチェックする
③茎わかめを食べる↓食感をチェックする

この3つで、微妙な味覚・温度を味わうよろこび、しっかり噛むよろこび、歯ごたえを感じるよろこびを感じ、本義歯のフィット感をたしかめてもらうのです。

本義歯をセットし、スルメチェックを行う日には、患者さんに好きなおかずを詰めたお弁当を持ってきてもらうようお願いしています。スルメチェックが終わったら、ゆっくり大好きなものを味わってほしいからです。

なんでも好きなものを食べられることは、生きるよろこびです。それを患者さんに味わっていただきたいのです。

歯は「治療して終わり」ではいけない

生まれ持った天然の歯のままで一生を送ることができればいいのですが、なかなかそうはいきません。これまで一度も歯科治療を受けたことがない人というのは、非常に少ないのではないでしょうか。

生活習慣や加齢などによって、多くの人は虫歯や歯周病になり、いつか歯を失うことになります。そのたびに、歯科治療によって適切な処置をしたり、歯を補ったりしなければならなくなります。

虫歯の場合は、歯を削って詰め物（インレー）を入れたり、歯を覆うように被せ物（クラウン）をしたりします。歯が抜けてしまった場合は、入れ歯やブリッジ、インプラントなどで欠損した歯を補います。

多くの場合、このようにして歯を補ったらこれで歯科治療はおしまい、と考えられています。しかし、それが間違いなのです。

歯を治療したら、そこからがスタートです。治療した歯には、常にメンテナンスが必要です。

入れ歯でも、詰め物でも、被せ物でも「どのくらいもつのですか？」とお聞きになる患者さんがたくさんいらっしゃいます。

技工物自体は5年、10年もったとしても、それは物理的なものです。自分の体であれば変化に対応することもできますが、物体は体の変化に合わせることができません。ですから、検診を受けたり、調整をしたりと、定期的に人の手を加えてメンテナンスしていかなければならないものなのです。

特に入れ歯を入れてから1年間は、定期的な調整をすることをおすすめします。

入れ歯は「完成したときがスタート」

みなさんは新車を買ったら、どうしますか？

ドライブを楽しんだあとはガソリンを入れ、定期的にオイル交換、タイヤ交換、電気系統のチェック、あるいは老朽化のチェックや修理といったメンテナンスをするはずです。

なぜ私たちはタイヤ交換をするのでしょうか。長らく使っていると、タイヤが磨り減り、経年劣化してしまうからです。私たちが命を預けて走る車です。メンテナンスが必要だからこそ、車検が義務づけられているのです。

入れ歯も、車と同様です。完成して、無事装着してからがスタートといえます。

メンテナンスをしないと、ベストな状態は維持できません。定期的なチェックと調整、場合によっては新しいものと交換することが必要です。

第1章でお伝えしたように、歯は日々微細な動きを繰り返しています。そして、噛み合わせも日々のちょっとした姿勢や体勢によって変わっていきます。右を向いただけでも変わるし、荷物を持っただけでも変わるのです。アスリートの場合、テニスなら右手、ゴルフなら左足、競輪なら太ももに力がかかります。こういった動きによる力のかかり方によっても、噛み合わせは人それぞれ、変化していくわけです。

歯や歯茎というのは生きている身体の一部ですから、変化するのが当然なのです。つまり、今日の身体にぴったり合う入れ歯と、3ヵ月後の身体にぴったり合う入れ歯は、微妙に違ってくることがあります。だから、入れ歯は調整をしながら使っていくものなのです。

みなさんの身体は、成長や加齢によって、日々変化していきます。それにともなって、歯茎や歯の位置関係も変化するのです。ですから、メンテナンスが絶対に必要なのです。

合わなくなった入れ歯を辛抱して使っていれば、身体のほうが無理やり入れ歯に合わせなければならなくなります。その結果、背骨が曲がってきたり、さまざまな痛みや不調や病気があらわれてきたりするわけです。これらは身体があげている悲鳴、SOSのようなものです。

私たちは、何も不具合がなくても、3ヵ月に一度は入れ歯の調整・歯の定期検診に来てくださいと患者さんに申し上げています。

一般的な歯科医院では、そんなことはしていないかもしれません。そもそも歯科医院と歯科技工所が別になっているので、物理的に不可能なのです。

第3章でお伝えしたとおり、保険診療ではなかなかこまめなメンテナンスができないという事情もあります。

入れ歯は何度でも蘇る――入れ歯のメンテナンス

何度も申し上げていることですが、入れ歯は装着して終わりではありません。

身体も歯も歯茎も、そして入れ歯も、すべて変化していきますから、よい状態を長期的に維持するためにはメンテナンスが必須です。

一般的に入れ歯治療というと、入れ歯が製作されるまでの過程を指すと思われがちですが、私たちの考えは違います。

新しい入れ歯を装着するまでも入れ歯治療ですが、装着してからがむしろ入れ歯治療の本番と考えています。歯科技工所を中心として歯科医院が一体となったシステムでその方法論が確立されているのが、MTコネクター®の入れ歯治療なのです。

MTコネクターは床・人工歯・フレームからなり、それぞれのパーツを調整、修理、交換することで末永く生涯使用することができます。それぞれのパーツが精巧かつシンプルな構造になっているため、非常にメンテナンス性に優れるのです。

入れ歯が合わなくなったらまた完全に一からつくり替えるという考えは捨てましょう。入れ歯が合わなくなったら、合うように調整あるいは構成パーツを修理・交換すればいいのです。

入れ歯は何度でも蘇ります。一度よい入れ歯を製作したら、自分の身体の一部としてメンテナンスしながら、末永く使用していただきたいと思っています。

具体的には、次ページから紹介するメンテナンス項目があります。

少し専門的な話になりますが、実際の入れ歯治療では、本義歯が入ったあともいい状態を長期的に維持するためにさまざまな処置を施す必要があること、一度よいものを製作したあとはさまざまなメンテナンスを加えることで、入れ歯は生き続けることをわかっていただきたいので書き記しておきます。

●義歯洗浄

入れ歯は毎食後取りはずして洗い、就寝前には義歯ブラシによる機械的な洗浄に加え、除菌効果のある洗浄剤を使ってつけ置き洗いすることをおすすめしています。

しかしご自身でいくら気をつけて洗っていても、とれない着色や、体質にもよりますが知らないうちに歯垢や歯石がビッシリついてくるなんていうことも、珍しくありません。

そうです。入れ歯にも細菌が付着して増殖するのです。

長年自分だけで洗浄して使っていた入れ歯には、カビが生えていることもあります。そのようなものを口の中に入れて継続して使っていると、健康に多大な悪影響を及ぼします。ですから定期検診を含めた来院の際には、必ず入れ歯をお預かりして徹底的に洗浄するようにしています。

方法は、まず生体に安全な食品にも使用する次亜塩素酸水と活性酸素の力（特殊な機械を用います）で入れ歯を除菌消毒します。このとき、流水下で一人ひとり使い捨ての歯ブラシを用いて機械的な清掃を加えながら行います。

その後一人ひとり専用の使い捨ての容器に特殊な入れ歯洗浄液を入れ、超音波洗浄器にかけて着色やこびりついた歯石を浮かせます。それが終わると、必要に応じてもう一度流水下での機械的清掃を加え、熱水が蒸気で出てくるスチーマーにあてて、浮き上がらせた汚れを完全に飛ばします。

このように完璧にきれいにしたあとお返ししてから調整や治療をします。長年にわたり新品同様に使っていただくためには、この義歯洗浄が基本になります。

●咬合調整

噛み合わせの調整です。定期的に最低でも3ヵ月に1回は調整することをおすすめしています。

治療義歯の咬合調整は、装着してはじめの1ヵ月は1週間に1回、2ヵ月目は2週間に1回のペースです。本義歯になると、数回の調整のあとは3ヵ月に1回の定期調整となります。

痛い、はずれるなどの不具合は、咬合調整でよくなることがほとんどです。何も不具合がなくても、身体の歪みが入れ歯の人工歯にファセットとしてあらわれてきます。

ですから何も不具合がなくても、身体の歪みが改善するように定期的な咬合調整が必要となります。

方法は咬合紙の印記を参考に、ファセット（咬合小面）や身体の症状を加味して調整していきます。身体の波動を測定する機械を用いて、客観的に歪みがどこに生じているかを調べ、対応する噛み合わせの箇所を咬合調整する場合もあります。

噛み合わせと身体は一体ですから、定期的に噛み合わせを調整することは身体全体のメンテナンスをしていると考えてください。

●増歯

抜歯になったとき、あるいは残存歯の状態が悪くなったときに、根だけを残してキャップをし（根面板といいます）、その上に入れ歯の人工歯を足す処置のことです。根の先が膿んでしまって根管治療をする際にも、根だけにして治療し、そこに人工歯を足す場合もあります。

直接法といって歯科医師が口腔内で歯を足すやり方もありますが、これだと噛み合わせが狂ってしまい、口腔内の湿潤環境で行うため仕上がりがあまりきれいになりません。ですから必ず技工士による技工作業を通して増歯することにより、噛み合わせが変化しないように細心の注意を払って行います。

●ピックアップ模型製作

入れ歯ごと型どりをして、入れ歯の咬合調整用の模型をつくります。

この模型をピックアップ模型といい、さまざまなメンテナンス作業をする際の作業用模型としても使います。歯や歯茎の状態は変わっていきますから、最低でも1年に一度は作成する必要があります。また残存歯の治療等で状態が変わったときは、必ず型どりをします。そうしないと正確な調整や作業ができないからです。

ピックアップ模型をつくるのとつくらないのとでは、咬合調整の時間と精度が雲泥の差になってきます。

入れ歯の調整の際、何度もカチカチして入れたり出したりする経験をされた方も多いのではないでしょうか。ピックアップ模型を使って咬合調整を行うと、文字通り「手にとるように噛み合わせがわかる」ので、わずか1回の出し入れだけでほぼ正確な噛み合わせの調整が可能になります。診療時間も大幅に短縮されます。

ピックアップ模型はまた、患者さんとのコミュニケーションの円滑化に役立ちます。患者さんにとっては現在の自分の口腔内が目で見てわかるため安心です。

●破折・ヒビ修理

噛み合わせの歪みや歯茎への不適合のまま義歯を使っていると、応力が発生して入れ歯が割れてしまうことがあります。また、単に落として割れてしまう場合もあるでしょう。

治療義歯はプラスチックの材料で「こんな薄さでいいの？」と思うほど、あえて薄くつくりますから、身体の歪みが解放されるとよく割れます。そのたびに修理してどこに歪みがあるのか、なぜ割れるのかを分析して調整していきます。

いままでの歪みが大きい人ほど治療義歯が割れる傾向にありますが、これは身体の歪みを取り除くための正常な過程だと考えて、頑張って来院していただく必要があります。

本義歯は金属ですから、めったに割れることはありません。

ただ応力が集中するプラスチックの床は、患者さんが気づかなくても破折したりヒビが入ったりすることがあります。毎回の定期検診の際に、技工士がマイクロスコープで入れ歯のヒビがないか細かく確認し、修理が必要な場合は修理を終えてからの治療や調整となります。

私たちのクリニックでは、患者さんの最新のピックアップ模型をすべて管理しており、義歯の破折やヒビが生じた場合は、預けていただくだけで元どおりに正確に修理できます。有事の際など、どうしても通えない場合は宅配便で送っていただければ元どおりに修理してお返しすることが可能です。

●リライン・リベース

歯茎は日々変化していきます。それにともなって、入れ歯が歯茎をはじめとする口腔粘膜にフィットしなくなることがあります。

特に治療義歯期間中は顕著で、抜歯やブリッジのダミーの歯をカットした箇所の歯茎はブヨブヨで、だんだん引き締まってくるに従い、部分的に内面が空くような状態になります。そうすると入れ歯が浮いたような状態になり、食べ物が入れ歯の裏に入りやすくなったり、入れ歯がはずれやすくなったりします。

このスペースを埋める処置をリライン（床裏装）、あるいは床全体を置き換える場合はリベース（床置換）と呼びます。私たちは単にまとめてリベースと呼ぶことが多いです。

MTコネクターはレストやクラスプといった金属の装置がなく、完全粘膜負担性義歯であるため、治療義歯でしっかりと歯茎を固めて本義歯に移行した場合は、本義歯になってからリベースすることはほとんどありません。なぜなら歯茎が変わると義歯が沈み込み、内面は適合したまま噛み合わせが変わるからです。

その場合リベースではなく、このあと説明する挙上という処置をします。ただし、体重が大幅に変わったり、歯周病のある歯茎が治ったり、本義歯を装着してから抜歯・増歯した場合には、やはりリベースが必要になります。

●床延長

入れ歯のピンクの土台の部分（床）の端の長さを延長する処置になります。はじめは可動粘膜にのせないように製作しておき、あとでもう少し床を延長する場合があります。

また、歯周病や根の先が膿んで歯茎が腫れたときは、入れ歯の床が邪魔で入らなくなる場合があります。この場合は床を大きく削って調整することがあるのですが、歯茎が治るとそこが空いて物が入りやすくなったりはずれやすくなったりするので、元の形になるように床を延長します。

●デンチャースペース

入れ歯の床の側面のボリュームを増す処置になります。

歯が抜けたままで入れ歯を長年入れていなかった人は、そのスペースを補うように舌が膨張し、頬の筋肉がたるんでいます。そこに入れ歯を入れるときは、頬と舌を噛まないようにあえて小さく製作・調整するのですが、入れ歯をはめて生活するうちに舌も頬も筋肉が徐々に引き締まってきます。

だんだん噛めるようになると、たるんでいた頬が引き締まり口角も上がってきます。そうすると、入れ歯と舌の間、あるいは入れ歯と頬の間にスペースができます。

このスペースのことをデンチャースペースといい、スペースを埋める処置のことを私たちは便宜的にデンチャースペースと呼んでいます。学術的にはフレンジテクニックと呼んだりもします。

治療義歯から本義歯に移行してよく噛めるようになると、だいたい3ヵ月くらいでスペースが空いてきますので、3ヵ月を目安にデンチャースペースを行います。方法はその部分だけ特殊な材料で型どりをし、技工作業で仕上げます。

●人工歯挙上

入れ歯を身体の一部として使っていると、次第に噛み合わせが低くなってきます。その原因は、歯茎が垂直的に減った、人工歯がすり減った、身体の歪みが取り除かれて噛み合わせが変わった、入れ歯の噛み合わせの調整の結果低くなったなど、さまざまです。

これをそのまま放っておくと、また身体に歪みが生じますから、噛み合わせの高さを上げる処置が必要になります。これを人工歯挙上といいます。

方法は、即時重合レジンや硬質レジンというプラスチックの材料を人工歯の咬合面に盛る、もしくはブロックで人工歯ごと床からはずして上にあげて付け直します。

患者さんに時間がなくて応急的に歯科医師がチェアーサイドで施術する場合は前

者の方法が多いですが、仕上がりがつぎはぎになってしまうためあまりきれいとはいえません。後者のブロックではずして技工士が技工作業で挙上する方法では、作業時間は半日かかりますが、また新品同様に使っていただけます。また噛み合わせの証であるファセットを保存したままでできます。

人工歯挙上は個人差がありますが、1年に1回はどこか部分的に挙上する必要が出てくる場合が多いです。

●人工歯移動

歯茎が水平的に減って、歯槽頂という山の頂上がずれて噛み合わせの力点がおかしくなってくる場合があります。これは歯が抜けると上顎は外側から、下顎は内側から歯茎がやせてくることが関係している場合が多いです。

また上下総入れ歯の場合、人工歯がすり減って滑ってしまい、あごが楽な位置と実際に噛み合う位置が異なるといったことが起こります。

症状としてよくあるのは、歯茎全体の痛みや片方で噛むともう片方が浮くなどです。このような場合は人工歯をブロックで取って身体が求める噛み合わせの位置をとりなおし、適切な位置にブロックごと移動します。これを人工歯移動と呼んでいます。

作業頻度は人工歯挙上ほど頻繁にする必要がありませんが、数年に一度部分的にする場合が多いです。

●人工歯交換

入れ歯の人工歯は、よく噛めば噛むほど摩耗して（すり減って）いき、次第に角がとれ、丸く平らになっていきます。

するとはじめは肉でもよく噛め、生野菜でもシャキシャキ食べられていたものが、徐々に噛めなくなってきます。これは噛み合わせの面がツルツルで平らになることで人工歯の切れ味が悪くなり、食べ物を「押しつぶして噛み砕く」ことはできても、「すりつぶして噛み切る」ことができなくなっている状態です。

この状態でなんでも食べられるという方もいますが、それは「慣れ」で食べているだけであり、実際には噛み合わせの位置関係が少しずつズレている、つまりあごの位置がズレたまま噛んでいることが少なくありません。そうなると身体に歪みがたまってきますから、歪みが病に発展し大事に至る前に、3年を目安に臼歯（奥歯）の人工歯交換をおすすめしています。

方法は、臼歯の人工歯を全部取りはずし、もう一度噛み合わせの記録を取りなおし、新しい人工歯を並べて噛み合わせの調整をして完成させます。このときも完成の一歩手前でピーナッツチェック®、完成時にはスルメチェック®を必ずして入れ歯治療の質を保証しています。こうしてまた次の3年間、快適に過ごすことができるのです。

身体が変わると身体が求める噛み合わせの方向性が変わります。逆をいえば、知らない間に徐々に噛み合わせがすり減り、あごがズレた状態で噛んでいると、身体がそれに合わせて悪くなってくるのです。

咀嚼能率を取り戻すためにも、身体に歪みをためこまないためにも、3年に一度は臼歯の人工歯交換をしましょう。

●フレーム合わせ

MTコネクターを何年も使用していると、徐々にフレームが残存歯から離れてきてまったく維持と把持（はずれにくくなるための引っかかり）がない状態になることがあります。これは残存歯の位置が動いたり歯茎が変わったりすることが原因です。

この状態になると、水でうがいすると浮いたり、舌でも簡単にはずせたりするようになります。この状態でも噛み合わせのバランスがしっかりしていると問題なく噛めて話せて日常生活を送ることができる場合が多いのですが、噛み合わせの調整だけではどうにもならないときに、即時重合レジンという材料でフレームを調整し、はずれにくくする処置をします。これをフレーム合わせと呼んでいます。

方法は、歯科医師が口腔内で直接行います。口腔内で着脱法を変えて再設計します術者にはMTコネクターに関する深い理解と経験が必要です。

少し専門的な話になりますが、空間上の任意の点を中心とする回転運動の組み合わせで、知恵の輪のように着脱できるように口腔内で再設計するのです。

このとき注意しなければならないのは、頬側に引っかけを少しでもつくってしまうと、従来のクラスプ付きの入れ歯と変わらない、つまり残存歯に負担がかかる入れ歯になってしまうので、フレームを調整する部位は舌側と隣接面を主にし、隣接面から頬側に至る隅角に止めることが大事です。

●ハイドロ（粘膜調整・動的印象）

入れ歯の土台全体にわたる多数の抜歯をしたとき、歯茎は全体的に毎日変わっていきます。

この変化が激しい時期に、ある程度安定して入れ歯を使用することができるように、特殊な材料を用いて粘膜を調整することがあります。この処置を私たちはハイドロと呼んでいます。ハイドロというのは材料の名称ですが、実際はハイドロ以外の材料も使います。

この特殊な材料は徐々にゴムのように固まっていき、最終的には完全に硬くなります。入れ歯の歯茎と接する内側の面に入れ歯安定剤のように塗ってしばらく生活することで、日々食べたりしゃべったりするときのお口の筋肉の動きと粘膜の形を細部まで再現した状態で型どりができます。

通常の型どりはそのときの粘膜状態をとりますが、ハイドロは時間をかけて型どりをするわけです。これを専門的には動的印象といいます。つまりハイドロは、粘膜調整と同時に動的印象をするための処置であるということです。

ハイドロ後は1週間くらいで来院していただき、まだ歯茎の変化が激しい時期の場合はハイドロを塗り替えます。ある程度歯茎が落ち着いていていたらハイドロをレジンに置き換える処置（リベース、フレーム交換レジン）をします。

●フレーム交換

前述のフレーム合わせだけでは対応できないほど歯茎と残存歯の位置関係が変わって、どうしようもなくフィット感がなくなったときや、残存歯の状態が悪くなり抜歯になってフレームの範囲を拡大しないといけないときなどに、人工歯はそのままでフレームだけを新たにつくって部品交換します。これをフレーム交換と呼んでいます。

ＭＴコネクターの金属は、０・35ミリまで薄く仕上げていても、適切に使用していればほとんど割れることや曲がることはありませんが、気をつけて使用していても金属が曲がったり金属が割れたりすることも起こり得ます。その際にもフレーム交換をします。

方法は、新規製作のときと同じように型どりをし、噛み合わせの記録をとり、そのあごの位置関係によって、人工歯はそのままでフレームだけ置き換える技工作業をします。

人生には、噛み合わせや歯茎がガラッと変わってしまう時期というのがあります。そういった時期は何か全身の病気が進行している場合が多いように感じていますが、変化に対応できるように金属の本義歯をフレーム交換（レジン）でプラスチックのフレームに戻すこともあります。つまり一旦治療義歯に戻す処置をするわけです。プラスチックに戻すと自由にフレームを含めて技工作業ができますし、身体の歪みの解放が治療義歯の破折という形であらわれるため治療しやすいからです。噛み合わせと歯茎が落ち着いてきたら、再びフレーム交換（金属）で金属の義歯に戻します。

以上のように、実際の入れ歯治療には実にさまざまなメニューがあり、これらを組み合わせて日々の診療を行なっています。

みなさんにわかっていただきたいのは、以上のような適切な診療と技工の連携作業によって「入れ歯は何度でも蘇る」ということです。

合わなくなってきたからまったく新しくつくり替えるのではなく、身体の変化に合わせて、常によい状態を保つためにメンテナンスすることが大事だということです。

患者さんにとってのベストな治療をめざして

第3章でお伝えしたように、保険診療では、お互いに十分な、納得のいく治療ができません。そのため、完全自由診療としています。

入れ歯というのは臓器の代わりとなるものです。

植物に水をあげるように、伸びた髪をカットするように、壊れた車のパーツを修理・交換するように、定期的な調整が必要です。そのため、人の手でメンテナンスをしていかなければならないというのが私たちの信条です。

完全自由診療・会員制をとっているのは、大きな利益を出したいからではありません。患者さんにベストな治療をしたいからです。

日本の国民皆保険制度のおかげで、私たちは病気になっても、平等に、必要な治療を安価で治療を受けられます。日本の平均寿命が長いことも、このありがたい国民皆保険制度のおかげといえるでしょう。

しかし、歯科治療にかぎっていえば、最低限の治療は受けられるものの、ベストな治療とはほど遠いという現状があります。

これは第3章でもお伝えしたように、歯科の保険点数（診療報酬）の低さや、歯科技工士の過酷な労働環境を見ても明らかです。

そもそも未病に対するアプローチや予防医療、健康の維持を国の健康保険でやるのは無理がありますし、対象外なのです。病気になる前に歪みを改善することが大事なのです。

私たちの使命は患者さんの顎口腔系を〝長期的に〟、健康に、維持・機能回復を図ることであり、顎口腔系の健康を通じて、身体全体の健康増進を図ることなのです。

そのために、完全自由診療の会員制としております。

付録

症例検討表

入れ歯の問題箇所のチェック

当初、本書でＭＴコネクターの症例紹介をしようと考えておりました。しかし結論から申し上げると、私たちの信条である「歯身一体」という観点から、入れ歯治療は一生続くものであり、よい状態になったその瞬間を切り取って症例としてお見せすることはほぼ意味のないことだという考えに至りました。個人情報保護の観点からも、本書で限られた症例を取り上げることを割愛いたしました。

そのかわりに、限られた症例を示すのではなく、入れ歯治療の答えともいうべき、主訴に対するＨｏｗ ｔｏを示させていただきます。ご自身の入れ歯のチェックに使用していただければと思います。

症例検討表の見方

主訴に対して、入れ歯のどこに問題があるのかを○で示してあります。複数の○がついているものは、すべてが原因というわけではなく、そのいずれかひとつ、もしくは複数が原因であるという意味です。

それぞれの項目に関する処置に関しては次のようになります。

・人工歯の位置に○……咬合調整、人工歯の形態修正、人工歯挙上、人工歯移動、人工歯交換
・人工歯の咬合に○……咬合調整、人工歯挙上、人工歯移動、人工歯交換、残存歯の咬合調整、残存歯の咬合面をコンポジットレジンで形態修正、クラウン（被せ）のやりかえ、スプリント処置、残存歯のカット根面板増歯、残存歯の抜歯増歯
・床の長さに○ ………床縁を削って調整、床延長
・床の形・ボリュームに○ …床を削って形態修正、デンチャースペース、ハイドロ、床置き換え
・床の適合に○ ………リライン、リベース、ハイドロ、床置き換え
・フレームに○ ………フレーム合わせ、フレーム交換、残存歯のリカウンタリング、残存歯の形態修正

※ここで人工歯の咬合の問題に対して残存歯の処置が多く出てくるのは、入れ歯の人工歯の咬合面形態が残存歯の形によって決まるからです。おかしな形の被せ物や詰め物、フラットな残存歯の咬合面形態では、入れ歯の人工歯の形態も悪くなります。実はどこに行っても入れ歯がうまくいかないケースというのは、残存歯の形態（多くはいままでの歯科治療の跡）が問題であることが多く、その場合基礎工事である残存歯の治療が必要になるということです

症例検討表①

症　状・状　態	人工歯		床			フレーム
	位置	咬合	長さ	形・ボリューム	適合*	
しゃべりづらい	○	○	○	○		
会話中に浮く、はずれる	○		○	○	○	○
サ行がしゃべりづらい				○		
カ行がしゃべりづらい				○		
タ行、ラ行がしゃべりづらい				○		
うどん、汁物ではずれやすい、浮く	○	○	○			○
入れているだけで気持ち悪い	○	○	○	○	○	
入れているだけで喉のほうがえずく			○			
しゃべっていると空気が入る			○			
大きく開口すると（上・下）はずれやすい	○	○	○			
上の口蓋（天井）がヒリヒリする		○		○		
舌に当たってヒリヒリする	○					
ほっぺたをよく噛む	○	○				
舌を噛んでしまう	○	○				
唇を噛んでしまう	○	○				
入れ歯の前歯部がきつく当たり、奥が噛みにくい	○	○				
軟らかいものは食べられるが、硬いものは無理		○	○	○		
硬いものは食べられるが、弾力性があるもの、すりつぶすものは無理		○				
ご飯しか食べられない		○				
粘着性の食べ物ではずれやすい		○				○
小さくしないと、大きなものは食べにくい		○				
口もとのシワが増えはじめた気がする		○				
口角が下がってきた気がする		○				
ほうれい線が目立ってきた		○				
舌が動かしにくい			○			
ぐっと噛み締めると食い込んで痛い		○	○			
噛む力が入りにくい		○				
食べ物が飲み込みにくい			○	○		
つばを飲み込むときに違和感がある		○	○	○		
カチカチ音がする		○				
耳鳴りがする		○				
首すじ、耳の後ろあたりが疲れる・違和感がある		○	○			

＊適合：その入れ歯があごと合っているかどうか。

症例検討表②

症状・状態	人工歯		床			フレーム
	位置	咬合	長さ	形・ボリューム	適合	
左右どちらかに頭痛がある		○				
左右両方に頭痛がすることがある		○				
あごの関節に引っかかりや音がする		○				
片側のあごがカタつくことがある		○				
下を向くとはずれやすい			○	○		○
指で入れ歯を押さえると痛い			○	○	○	
カチカチ噛むと痛い		○				
食事中に下の片側歯茎の内側が痛い		○	○	○		
食事中に下の片側歯茎の外側が痛い		○	○	○		
食事中に下の外側に食べかすがたまりやすい		○		○		
食事中に下の内側に食べかすが入る		○		○	○	○
はめるときに下の歯茎全体が痛い				○	○	
食事中に下の歯茎全体が痛い	○	○				
食事中に下が前からはずれやすい	○	○	○	○	○	○
食事中に下が後ろからはずれやすい	○	○	○	○	○	○
食事中に下がはずれやすい	○	○	○	○	○	○
下の前歯部が歯茎に当たって痛い		○	○		○	○
下の奥のほうが歯茎に食い込んで痛い			○	○	○	
下の入れ歯全体が食い込んで痛い		○	○	○		
食事中に上の片側歯茎の内側が痛い		○		○		
食事中に上の片側歯茎の外側が痛い		○		○		
食事中に上の外側に食べかすがたまりやすい				○		
食事中に上の内側に食べかすが入る		○	○			
はめるときに上の歯茎全体が痛い				○	○	
食事中に上の歯茎全体が痛い		○	○	○		
食事中に上が前からはずれやすい	○	○	○	○	○	○
食事中に上が後ろからはずれやすい	○	○	○	○	○	○
食事中に上がカタつく、はずれやすい		○				
上の前歯部が歯茎に当たって痛い	○	○	○		○	○
上の奥のほうが歯茎に食い込んで痛い		○	○	○	○	
上の入れ歯全体が食い込んで痛い		○	○	○		
日によって痛いところが変化する		○				

症例検討表③

症 状・状 態	人工歯		床			フレーム
	位置	咬合	長さ	形・ボリューム	適合	
食事をしていてもすぐに飲み込みたくなる		○				
歯茎が白くなっている（傷ついている）		○	○	○	○	
野菜が噛み切りにくい		○				
上唇が入れ歯に当たっている気がする	○					
下唇が入れ歯に当たっている気がする	○					
上唇の厚みが薄くなった気がする	○	○		○		
下唇の厚みが薄くなった気がする	○	○		○		
入れているとあごがだるくなる（かなり）		○				
入れているとあごがだるくなる（少し）		○				
咳が出やすい、飲み込みにくい		○	○			
食事中、最初ははずれるが、あとははずれない					○	○
食事中、最初ははずれるが、あともはずれる		○	○	○	○	○
食事中、最初ははずれるが、たまにはずれる		○			○	○
ほとんど食べられない	○	○	○	○	○	○
少ししか食べられない		○	○	○		
前歯で噛むとはずれやすい			○	○		
奥歯ですりつぶしにくい		○				
片側でしか噛めない		○				
両奥歯では噛めない		○				
鼻に違和感、鼻閉感がある		○	○			
唇を切りやすい	○	○				
嘔吐感、違和感がある		○	○	○		
出し入れ時に痛みがある			○			
入れ歯の縁が当たって痛い			○			
入れ歯がなかなか収まりにくい			○		○	
口の中が苦くなった気がする		○		○		
入れ歯の前歯部（人工歯）がとれやすい		○		○		
入れ歯によくヒビが入ったり割れたりする		○		○	○	○
長期使用していた入れ歯がゆるくなった					○	○
長期使用していたがだんだん噛みにくくなった		○				
上の入れ歯が唇に当たってきた気がする	○	○				
下の入れ歯が唇に当たってきた気がする		○				

症例検討表④

症 状・状 態	人工歯		床			フレーム
	位置	咬合	長さ	形・ボリューム	適合	
朝はめると肩がこる、頭痛がする		○				
歌が歌いにくい（発音しにくい）				○		
舌で触ると入れ歯と歯茎に隙間を感じる		○	○		○	
食事中にカクカク音がする		○				
味覚が変わった気がする		○		○		
口の中が乾燥しやすくなった				○		
一日中入れているとしんどい		○		○	○	
一日中入れていると筋肉が突っ張る		○				
口もとがへこんできた		○				
口もとが突っ張っている感じがする	○	○	○			
口もとが受け口になってきた		○				
顔貌が老けてきた気がする		○				
口もとのまわりのシワが増えた		○				
朝入れ歯を入れると、目が見えにくい		○				
片側に顔面神経麻痺様の症状がある		○				
入れ歯と歯茎の間にイチゴの粒やゴマが入る		○	○		○	○
下の入れ歯をいれるときにピリッとする				○		
歯がすべっている気がする	○	○				
いつの間にかはずれている		○	○			○
お茶漬けではずれやすい		○	○	○	○	○
旅行後、入れ歯が合いにくい		○				
退院後、入れ歯が合わない		○				
過度の力仕事のあと、入れ歯が合いにくい		○				
食いしばると疲れてくる		○	○			
夕方になると疲れてくる		○				
入れ歯をしていると口の中がいっぱいになる				○		
大きく「あ・い・う・え・お」のいずれかの母音の口をすると浮く			○	○		
片側のみでしかうまく噛めない		○				
カチカチするとあご、あるいは噛む位置が定まらない		○				
入れ歯をしてから腰が痛い		○				
食事中に食べ物が前にたまり、すぐ口の中がいっぱいになる		○				

症例検討表⑤

症 状・状 態	人工歯		床			フレーム
	位置	咬合	長さ	形・ボリューム	適合	
腰痛がある		○				
膝が痛い		○				
膝に水がたまった		○				
こむら返りがある		○				
めまいがする		○				
眼圧が高い		○				
目がかすむ		○				
腕が上がらない		○				
椎間骨端症がある		○				
神経根障害がある		○				
手のしびれがある		○				
首すじがこる		○				
肩がこる		○				
肩甲骨周囲がこる		○				
胸の締め付け感がある		○				
不整脈がある		○				
動悸がする		○				
高血圧がある		○				
便秘がある		○				
泌尿・生殖器系が悪い		○				
消化器系が悪い		○				
甲状腺が悪い		○				
骨密度が低いといわれた		○				

MTコネクター®は生体共鳴義歯（BioResonance Denture）である

初期のMTコネクター®が世に出てから、15年以上になります。

〝バネがない義歯〟として注目を浴び、多数の歯科医師の先生方が全国から足を運び、大阪まで勉強しに来られました。


しかし、15年以上経ったいま、思ったより世間に広まっていないのが現状です。

その理由として、MTコネクターは技工サイドから生まれた技術であり、前提として相当な技工テクニックを術者に要求するということがあります。

同時にMTコネクターは、完璧な治療精度も術者に要求するというのもあります。

つまるところ、歯科医師にとって一朝一夕に導入して継続的にできるものではなく、「難しい」ということです。

しかし、難しいからこそ、価値があるのです。

中には熱心に勉強し、数多くケースをこなしてきた先生もいらっしゃいました。しかし、残念ながら道なかばにしてこちらの想いとすれ違い、初期のMTコネクターが開発されるひとつ前の段階の技術（宮野たかよしは「特殊設計」と呼んでいる）で特許を取ったとし、独自にされている方々もいらっしゃいます。そういった方たちに共通するのは、MTコネクターのフレームの美しさにとらわれて、本質がわかっていないということです。

開発当初、15年以上前の話ですが、従来の入れ歯のクラスプを3本から2本へ、2本から1本へ、1本から小引っかけへ、そしてついに小引っかけさえもなくしてしまったのがMTコネクターです。

そして現在、MTコネクターは開発当初より格段に進化しています。これには高度な3次元の設計と緻密な噛み合わせの調整、技工技術が要求されます。歯科医師でもあり技工士でもある私、宮野敬士が技工サイドを学び、消化したうえでチェアーサイドに昇華したテクニックも多数存在します。これらはまだセミナー等では明かしておりません。

MTコネクターの本質は〝噛み合わせ〟であり、身体と一体となるように、身体に歪みをつくらないように調整・メンテナンスをしていくことです。

クラスプと呼ばれるバネも小引っかけも何もない、残存歯に負担をかけるレストと呼ばれる構造がなく、第2頸椎の歯突起を中心とした噛み合わせの完全粘膜負担性義歯であるからこそ、生体と共鳴する入れ歯たりうるのです。

これを私は、いままでの勘違いされたMTコネクターと本当のMTコネクターを区別するために異名として、新たに「生体共鳴義歯（BioResonance Denture：略称ＢＲＤ）」と呼ぶことにしました。

生体と共鳴するからこそ、完成の一歩手前の段階で痛みなくピーナッツが砕け散り、土台が壊れず、人工歯が取れず（ピーナッツチェック®）、本義歯セット時には痛みなくスルメや茎わかめを食べることができるのです（スルメチェック®）。

そしてくわしいことは本書では避けますが、生体共鳴義歯（ＢＲＤ）はお身体の波動を測定し、口腔内にはめているだけで波動調整が可能になりました。

このように、MTコネクターも進化しております。

初期のMTコネクターが世に出てから15年以上経ったいま、何が本物であるのか世に問うことも本書執筆の目的のひとつでした。

いくら形、格好がよくても、噛めなければ意味がありません。かつ、お身体の健康を害するものであってはならないのです。

私たちは常に本物でありたいと願っております。

父（宮野たかよし）が半世紀かけて得た技術・マインドを受け継ぎ、ともに築き上げてきたものを護りぬき、入れ歯で困っている人の力となるように、これからも私は精進して参ります。それが私にとって初心であり、誓願であり、一隅を照らすことであるからです。

どんな症例でも、あきらめず最高の入れ歯をつくりたい

入れ歯というのは、一生メンテナンスをして使っていくものです。

入れ歯治療に終わりはありません。

初診でいらっしゃった患者さんの治療が一旦終わり、ＭＴコネクター®が入ってよい状態になったとしても、何年も時が経つにつれ身体が変わり、また不具合が出てきてメンテナンスを繰り返していくのです。

諸行無常のこの世界で、これは避けては通れないプロセスです。

入れ歯は口の中に入れて終わりではありません。

「いかによい状態を長期的に継続して保つか」ということこそが、入れ歯治療をする者にとって腕の見せどころです。

４章の終わりで紹介したさまざまなメンテナンス処置を施して、身体に歪みが生じないようにすること、歪みを改善していくことが、ＭＴコネクターの臨床の真髄といっていいでしょう。ＭＴコネクターの入れ歯治療は方法論が確立されていますから、症例に例外はありません。

骨が減って歯茎がいくらやせていようとも、インプラントが部分的に入っていても、インプラント撤去後の悲惨な歯茎であっても、口腔癌やその他の手術をしていても、残存歯の状態が悪く、どこにいってもこれでは入れ歯はつくれないといわれるような状態であっても、対応できるまでに技術を高めてきました。

例外なく確立された方法論に沿って治療・技工することで、難しい症例であっても自ずと結果が出るものです。

患者さんがあきらめないかぎり、私たちは決してあきらめません。


大変な症例というのは、たしかにあります。

中には入れ歯そのものではなく、患者さんの性格や思い込み、社会的に置かれた状況、あるいはこれまでの医療の既往があまりにひどく、身体の歪みが大きすぎるなどの理由で治療が難しくなってしまう場合もあります。

いかなるケースでも、患者さんが「助けてください」と私たちを頼られる以上、私たちは治療を断りません。

しかし、「お金を払うからなんとかしろ」というような横柄な態度で臨む方、どこか半信半疑で疑ってかかる方、治りたいという想いがなく、入れ歯治療をすべてこちらに丸投げする方は、正直に申し上げるとこちらがいくら治したい、よくしてあげたいと思っていても、不思議とうまくいきません。

入れ歯治療は「治したい・噛みたい・身体をよくしたい」という患者さんの想いがまずあり、それに対して私たちの持てる技術をすべて注ぎ込んで助けるお手伝いをしましょうという関係で成り立つものです。

その関係のもとに、私たちは「徹底的に・スピード性をもって・誠実に」対応させていただきます。

私たちの製作した入れ歯を使っていただいている患者さんとのお付き合いは一生であり、それは家族のような関係です。家族にはいいかげんで適当な治療はしません。その人のことを心から想い、本当によいものをと、最大限の努力をするはずです。

最後になりましたが、「歯身一体（噛み合わせと身体は一体である）」というのが、私たちの信条です。このことをひとりでも多くの人にご理解いただき、みなさんの健康の一助となれば幸いです。

2020年8月

歯科技工士　宮野敬士

歯身一体 噛み合わせが痛みや病気の原因だった

2020年10月1日　初版第1刷

著　者 ―――――――― 宮野《みやの》たかよし
宮野敬士《みやのけいじ》
発行者 ―――――――― 坂本桂一
発行所 ―――――――― 現代書林
〒162-0053 東京都新宿区原町3-61 桂ビル
TEL／代表 03（3205）8384
振替 00140-7-42905
http://www.gendaishorin.co.jp/
カバーデザイン ―――― 吉崎広明（ベルソグラフィック）

印刷・製本　広研印刷㈱
乱丁・落丁本はお取り替えいたします。

定価はカバーに
表示してあります。

ISBN978-4-7745-1872-5 C0047